Piccola Biblioteca Oscar

Dello stesso autore

nella collezione Oscar
Il Tao del Dragone

BRUCE LEE

LA PERFEZIONE DEL CORPO

L'arte di esprimere al meglio il fisico e la mente

A cura di John Little

Traduzione di Marco Braghieri

OSCAR MONDADORI

I edizione Piccola Biblioteca Oscar ottobre 2007

ISBN 978-88-04-57212-1

Questo volume è stato stampato
presso Mondadori Printing S.p.A.
Stabilimento NSM - Cles (TN)
Stampato in Italia. Printed in Italy

Anno 2010 - Ristampa 4 5 6 7

Le fotografie di questo volume sono pubblicate per gentile concessione
dell'Archivio di Linda Lee Cadwell e degli eredi di Bruce Lee

A Terri Little e Bruce Cadwell, due persone stupende senza la cui pazienza, tolleranza, comprensione, compassione, aiuto e amore non sarebbe stato possibile scrivere questo libro.

INTRODUZIONE

di Allen Joe

Quando mi è stato chiesto di scrivere l'introduzione di questo volume di John Little sulla vita, l'arte e la filosofia di Bruce Lee, mi sono domandato da dove iniziare.

Come posso esprimere compiutamente le incredibili emozioni e il calore che ho nel cuore per un uomo che è stato mio amico per oltre trent'anni? Come posso trasmettere la personalità di un uomo che ha avuto – e ha tuttora – un'influenza così grande nella mia vita ed è così vicino a me e a mia moglie Annie da essere quasi un membro della mia famiglia? Credo che un buon inizio possa essere la risposta alla domanda che mi viene fatta più spesso: quando ho incontrato Bruce Lee per la prima volta? L'ho conosciuto a Seattle nel 1962 quando io e la mia famiglia eravamo in vacanza per visitare l'Esposizione Universale. James Lee, un mio amico d'infanzia (che non era parente di Bruce), aveva sentito parlare di Bruce e del suo talento nelle arti marziali (nonché della sua abilità nel ballare il cha-cha-cha). James mi chiese di dare un'occhiata a «questo tipo» per vedere di cos'era capace. Ero quanto meno incuriosito.

Seppi che Bruce lavorava in un ristorante cinese di Seattle, il Ruby Chow's, così ci andai, ordinai uno scotch e aspettai che arrivasse. Dopo un po' entrò un giovane ben vestito; sembrava molto sicuro di sé, quasi presuntuoso. Quindi, pensai, è questo Bruce Lee. Dopo che mi fui presentato, Bruce mi chiese di mostrargli qualcosa del gong fu che avevo imparato mentre ero in California. Eseguii una forma dallo stile sam seeng kune e Bruce disse: «Non male, Allen». Poi mi chiese di tirargli un pugno, e quando lo feci, afferrò semplicemente il mio braccio e mi tirò verso di lui (utilizzando la tecnica di gong fu chiamata «lop sao») con così tanta forza che per poco non subii un colpo di frusta. Fu quello l'inizio della nostra amicizia.

Io, ovviamente, dissi subito a James quanto fossi stato colpito dall'abilità di Bruce. Così James lo invitò a Oakland, dove vivevamo entrambi. Ho ancora le foto della visita di Bruce a Oakland, quando incontrò James per la prima volta. In un'altra visita, Bruce venne a casa mia e liberammo il pavimento dai tavoli e dalle sedie – non per un allenamento di gong fu, ma per un'esibizione di cha-cha-cha fatta da Bruce! Aveva decisamente senso del ritmo e coordinazione. Dopo qualche visita, nel 1964 Bruce decise di trasferirsi a Oakland. Accettò l'offerta di James di andare ad abitare con lui e la sua famiglia. La moglie di James era da poco scomparsa e la nuova moglie di Bruce, Linda, si occupava dei due bambini di James.

In quel periodo, James e io, insieme a un allievo di Oakland nostro amico, George Lee, usavamo i pesi per aumentare la forza e la dimensione dei nostri muscoli. Prima di incontrare Bruce, avevo partecipato a delle competizioni di bodybuilding e mi ero allenato con Ed Yarrick insieme ad alcuni dei migliori bodybuilder e appassionati di fitness di tutti i tempi – uomini come Steve Reeves, Jack Lalanne, Clancy Ross, Jack Delinger e Rolly Hilligan. Quando Bruce si trasferì a Oakland era molto magro. Dopo aver visto la dimensione dei nostri corpi – i corpi di tre «cinesi», oltretutto! – credo che la spiccata competitività di Bruce lo portò a sviluppare il suo. Diedi io a Bruce il suo primo set di pesi e lui ci lavorò senza sosta. Dai risultati che si possono vedere nei suoi film, credo che si possa dire che ci riuscì piuttosto bene!

Il primo figlio di Bruce e Linda, Brandon, nacque mentre loro vivevano a Oakland. Fu proprio mentre Linda era incinta che Bruce ebbe il suo famoso scontro con l'esperto di gong fu che cercò di impedirgli di insegnare la sua arte a degli allievi non cinesi. Anche se Bruce vinse il match, non fu soddisfatto della sua performance. Dopo il combattimento, chiesi a Bruce com'era andata e lui mi disse che «c'era voluto troppo tempo» per sconfiggere il suo avversario. Da quel momento in avanti, Bruce si sforzò di migliorare se stesso sia fisicamente sia mentalmente e di approfondire la propria conoscenza della meccanica e della scienza del combattimento, in modo da sviluppare nuovi e più efficaci metodi per sottomettere l'avversario. E, dato che era rimasto completamente senza fiato dopo il combattimento, fu quello il momento in cui intensificò il già duro allenamento aerobico che svolgeva.

Dopo che Bruce si trasferì a Los Angeles, poco più di un anno più tardi, venne regolarmente a farci visita a Oakland, talvolta portando con sé i suoi allievi di Los Angeles Ted Wong e Dan Inosanto. E James, George e io andavamo a Los Angeles per occasioni speciali come il compleanno di Bruce o di Linda, riunendo così i «quattro moschettieri» (Bruce, James, George e io). Ricordo ancora la visita che facemmo a Bruce sul set della serie televisiva *The Green Hornet* quando dormimmo a fianco di Bo, l'alano di Bruce. Ricordo anche quando nacque la figlia di Bruce e Linda, Shannon: a quel tempo, Bruce stava già svolgendo seri allenamenti di pesi e il suo corpo era in splendida forma. Fu durante quella visita che Bruce mi fece vedere il suo ora famoso scritto *My Chief Definitive Aim* che aveva compilato per motivare se stesso a migliorare in continuazione.

Molte persone dicono che Bruce Lee era in anticipo rispetto al suo tempo. Ma in realtà non era così in anticipo da apparire eccentrico. Piuttosto, si potrebbe dire che era così incredibilmente in armonia con se stesso e col mondo intorno a lui che sembrava essere avanti rispetto al suo tempo.

Si vestiva con eleganza e riusciva a entrare in relazione con tutti. Bruce, inoltre, sapeva esattamente cosa voleva dalla vita. Furono la sua concentrazione e la sua determinazione a permettergli di cogliere i successi che ebbe nella sua vita.

Io gestivo un negozio di alimentari a Oakland e Bruce mi faceva spesso visita. Ricordo che una volta Bruce rimase al negozio per otto ore, aspettando di fare una sorpresa a Linda per il suo compleanno. Usando della carta da macellaio, iniziò a tracciare dei bellissimi disegni di gong fu. Alla fine della giornata, li buttò semplicemente via. Rimpiango ancora di non averli tirati fuori dal cestino, perché avrebbero rappresentato perfettamente il tempo che abbiamo passato insieme quel giorno.

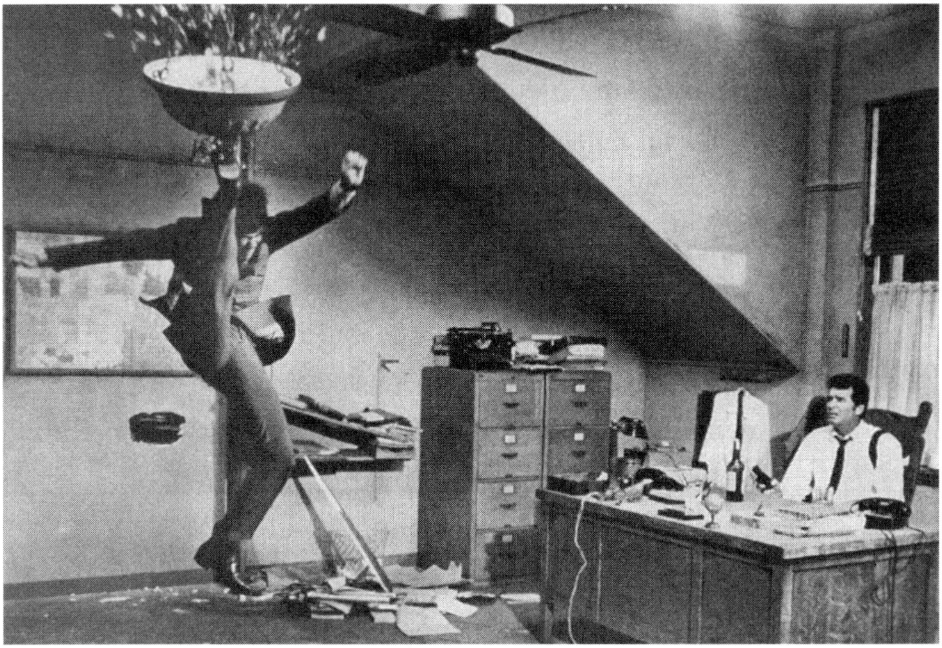

Bruce era solito dirmi che sarebbe diventato un marchio famoso – «come la Coca-Cola» – e così è stato! In tutti i miei viaggi in giro per il mondo ho visto che il nome Bruce Lee è conosciuto ovunque, dagli Stati Uniti a qualunque parte dell'Europa e dell'Asia. In particolare, è un grande risultato essere conosciuti in Cina, paese che ha subito una severa repressione, eppure, se faccio il nome di Bruce Lee in una città come Shanghai, si accende una lampadina nelle menti dei suoi abitanti.

Devo dar merito a John Little di aver affrontato l'enorme compito di documentare l'intero lavoro di Bruce. John ha fatto molti sacrifici per permetterci di leggere e comprendere quello che Bruce ha lasciato. John ci mostra come Bruce fosse davvero un uomo del Rinascimento – pensatore, filosofo, artista, un fisico incredibile e un uomo realizzato. John ci ha dato l'opportunità di apprezzare i molteplici strati che costituiscono Bruce Lee. In molti modi, per la tenacia e la determinazione che ha mostrato nel rivelare l'uomo che è stato la sua fonte d'ispirazione fin da bambino, John mi ricorda Bruce.

Mi preme anche lodare la moglie di Bruce, Linda. Quando Bruce e Linda si sposarono, lei era una ragazza di vent'anni che non sapeva neanche cucinare. Quando erano appena arrivati a Oakland le mostrai come cucinare alcuni dei piatti cinesi che Bruce preferiva. Ma poi è sbocciata, diventando una delle donne più aggraziate che abbia mai conosciuto. So che Bruce attribuiva molto del suo successo a Linda. Ed è stato grazie alla forza e alla perseveranza di Linda che è stato fondato il Jun fan jeet kune do, un'organizzazione formata da molti dei diretti allievi di Bruce e dedicata a preservare e a diffondere l'arte e la filosofia di Bruce. Bruce sarebbe molto contento della dedizione di Linda.

La figlia di Bruce e Linda, Shannon, era ancora una bambina quando Bruce scomparve. Ma con la fondazione del Jun fan jeet kune do, Shannon sta imparando sempre più cose su suo padre grazie ai ricordi di molti degli allievi e amici di Bruce.

In conclusione, vi suggerisco di leggere questo libro e di usarlo per trovare la forza di inseguire i vostri obiettivi nella vita, qualsiasi essi siano. È il racconto di un uomo che ha dovuto superare i propri ostacoli nella vita e che è arrivato al successo perché credeva in se stesso. Forse voi potete usare questa fonte d'ispirazione per arrivare al vostro successo. Persino ora, avverto ancora la presenza di Bruce, che continua a essere per me una fonte d'ispirazione. Quando mi esercito coi pesi (cosa che capita due o tre volte la settimana), do il massimo, e faccio una serie in più per Bruce. Funziona sempre!

QUANDO LA PREPARAZIONE SI INCONTRA CON IL TALENTO

di Linda Lee Cadwell

Lasciate che vi racconti un giorno particolare nella vita di Bruce Lee – un giorno in cui non riuscì a soddisfare il livello di aspettativa che si era prefissato; il giorno che divenne il punto di svolta della sua vita. Il teatro del dramma fu il Jun fan gong fu institute di Oakland, in California, una palestra fondata da Bruce e James Y. Lee. Dato che ero incinta di otto mesi di Brandon, ricordo che gli eventi di quel giorno si svolsero alla fine di dicembre del 1964 o ai primi di gennaio del 1965. Presenti ad assistere eravamo io, Jimmy Lee e alcuni praticanti di arti marziali di San Francisco, i cui nomi non ho mai saputo, anche se erano probabilmente dei maestri anziani. I due contendenti erano Bruce e un praticante di arti marziali cinese, che era senza dubbio stato scelto per rappresentare gli interessi del gruppo di San Francisco. La discussione del problema che portò a questo incontro, visto dalla prospettiva dell'incontro dei cinesi con l'Occidente, un tema risalente almeno alla Rivoluzione dei Boxer, potrebbe costituire un libro di per sé. È sufficiente dire che, in questa occasione, i maestri di gong fu allenati secondo la tradizione erano contrari a che Bruce insegnasse le arti marziali agli occidentali, o più precisamente a chiunque non fosse cinese. Erano talmente legati a questa antica concezione che Bruce venne formalmente sfidato a partecipare a un combattimento il cui esito avrebbe deciso se lui avrebbe potuto continuare a insegnare ai «diavoli stranieri». La filosofia di Bruce riprendeva quella di Confucio: «Nell'insegnamento non devono esserci distinzioni sociali». Quindi, senza esitazioni o dubbi, Bruce accettò la sfida e fu fissata una data.

Il combattimento che ne seguì fu molto più importante per gli effetti che ebbe sulla vita di Bruce che per l'effettivo esito del confronto. Tuttavia, ecco una breve descrizione dell'azione fisica: pochi istanti dopo il primo contatto, l'esperto di gong fu cinese iniziò a correre in cerchio per la stanza, uscì da una porta che dava su un piccolo ripostiglio e poi entrò da un'altra porta che riportava nella stanza principale. Fece questo giro diverse volte, con Bruce che lo inseguiva da vicino. Alla fine Bruce lo mise a terra, e urlò (in cinese): «Ti arrendi?». Dopo aver ripetuto questa domanda due o tre volte, l'uomo si arrese e la compagnia di San Francisco si dileguò velocemente.

L'incontro durò circa tre minuti, lasciando me e James felicissimi che la vittoria fosse arrivata in così breve tempo. Ma non Bruce. Come se fosse ieri, me lo ricordo seduto sui gradini del retro della palestra, con la testa fra le mani, che si rimproverava per non aver sconfitto l'avversario con una tecnica efficace e per la sua scarsa resistenza quando aveva cercato di fermare l'uomo che scappava. Forse per la prima volta nella sua vita, Bruce si sentì debole e affranto. Invece di gioire della vittoria, era insoddisfatto della propria forma fisica e del fatto che il suo allenamento nel gong fu non avesse raggiunto le sue aspettative. Questo momento fu la spinta verso l'evoluzione del jeet kune do e verso la nascita del suo nuovo metodo di allenamento.

Devo sottolineare che, dal mio punto di vista come da quello di chiunque altro, all'inizio del 1965 Bruce era in una forma fisica stupenda. A Hong Kong Bruce non era un ragazzo particolarmente dotato. Sua madre mi ha raccontato

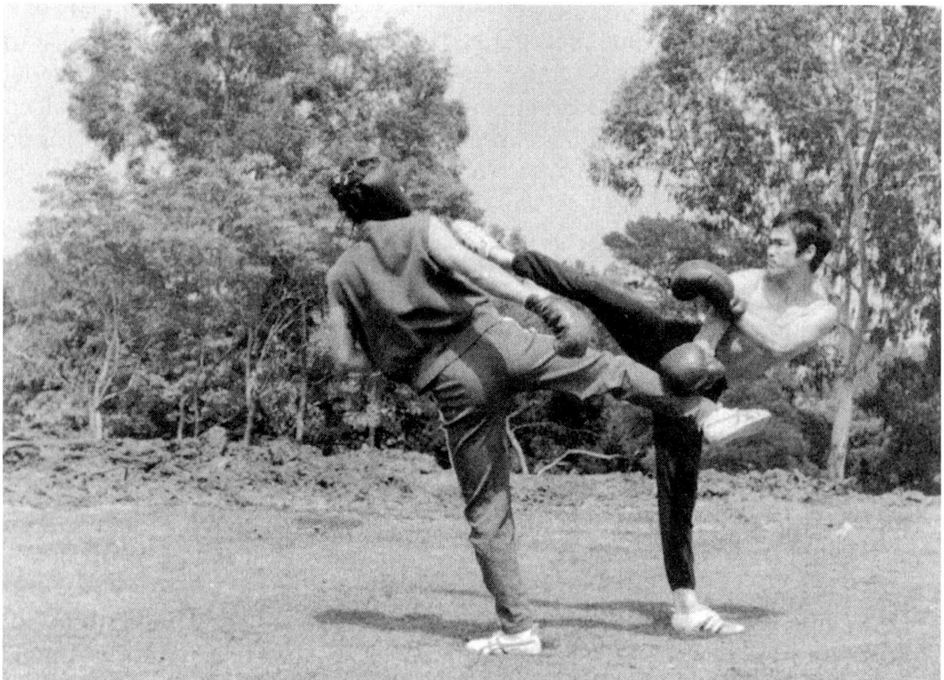

che Bruce era un ragazzino magro la cui esistenza, basata sull'andare a scuola di giorno e (spesso) sul lavorare ai film di notte, non lo aiutava ad avere un sano regime di vita. Tuttavia, dall'età di tredici anni, quando iniziò a studiare il wing chun con il maestro Yip Man, Bruce si allenò ogni giorno con costanza e impegno, così che, quando lo incontrai nel 1963, aveva raggiunto un'ottima forma fisica. Tuttavia, dopo l'incontro di Oakland, tutto questo non gli bastava più – sapeva che doveva fare di più e meglio per essere pronto a realizzare i propri desideri quando se ne fosse presentata l'opportunità.

Per Bruce, non era semplicemente una questione di correre qualche miglio in più o di fare più esercizi o di aumentare il peso dei manubri che sollevava. Affrontò il «problema» con un approccio scientifico: fissò nuovi obiettivi di forma fisica e salute, fece ricerca sui modi migliori per raggiungere i cambiamenti prefissati e iniziò a usare i nuovi metodi usando un approccio scientifico, registrando i propri progressi e modificando l'approccio laddove si rivelasse necessario. Non c'era niente di eccessivo nel programma di allenamento di Bruce, né lui fu fortunato nell'aver avuto in dono particolari doti fisiche. I più grandi talenti che Bruce usò per realizzare i suoi desideri furono: l'intelligenza e la curiosità (che, insieme, sono una combinazione potente), la dedizione e la perseveranza (rimanere fedeli allo scopo anche al sorgere delle difficoltà) e la concentrazione (godersi il viaggio tanto quanto la meta).

A volte mi viene chiesto come faceva Bruce ad avere il tempo per allenarsi così tanto. La risposta è semplice: sceglieva il modo in cui impiegare il proprio tempo. Le scelte che faceva in ciascuna delle 24 ore del giorno includevano l'impegnare diverse ore ad allenare il suo corpo e la sua mente perché rendessero al massimo delle proprie capacità. Questo era anche il campo in cui entrava in gioco la ricchezza della sua immaginazione. Oltre al tempo dedicato al regolare svolgimento degli allenamenti, per Bruce era normale fare più cose contemporaneamente: per esempio, leggere un libro, avere in mano un manubrio e fare stretching a una gamba; o giocare a un qualche gioco fisico coi bambini; o fare un esercizio isometrico mentre guidava l'auto.

L'arte marziale di Bruce, il jeet kune do, è un approccio totale al vivere al massimo del proprio potenziale e naturalmente include l'allenamento del corpo come mezzo per arrivare alla massima espressione delle proprie potenzialità.

Quando leggerete questo volume, sarà più importante per voi cercare di riconoscere il processo che Bruce ha messo in atto piuttosto che far arenare il vostro pensiero sugli esercizi specifici e le tabelle giornaliere. Più che copiare esattamente quello che Bruce ha fatto nelle sue sessioni di esercizio, dovreste prestare attenzione alla vastità di mezzi – sia tecnici sia frutto di osservazioni personali – che Bruce ha impiegato nella propria ricerca e cercare di seguire questo metodo scientifico per la soluzione dei problemi.

Con l'esplosione dell'industria della bellezza-benessere negli ultimi decenni, c'è sicuramente una grande quantità di informazioni disponibili per l'allievo ispirato. Bruce si sarebbe immerso nella nuova ricerca e vi avrebbe incoraggiato a fare lo stesso. Migliorarsi sempre, mai pensare di essere arrivati al massimo, ma essere sempre impegnati nel processo: Bruce apprezzava il percorso senza fine verso la perfezione della forma fisica. In altre parole, il mezzo era importante tanto quanto il fine, che era essere preparati qualora si fosse presentata l'opportunità di condividere la sua «arte dell'esprimere il corpo umano». Il resoconto che rimane della preparazione all'opportunità di Bruce consiste, ovviamente, nei suoi film e negli appunti sugli allenamenti che ha lasciato, molti dei quali sono contenuti in questo volume.

Per quanto riguarda me, Bruce mi ha lasciato una spinta vitale a essere fisicamente attiva e cosciente della mia salute. Per tutta la nostra vita insieme è stato il mio insegnante, oltre che un marito, un amico e il padre dei miei figli. Continuo a fare affidamento sul suo esempio come stimolo, giorno per giorno.

Citando Aristotele, il carattere decisivo di una conoscenza approfondita è la forza dell'insegnamento. Sarà evidente al lettore come Bruce avesse una conoscenza approfondita del fitness e delle metodiche di allenamento. Piuttosto che aggrapparsi ai frammenti di informazioni pratiche contenute in questo volume, è dunque più importante cercare di comprendere il metodo che ne sta alla base. Potremo mostrare a Bruce la nostra gratitudine per l'esempio che ci ha lasciato facendo in modo che il dono del suo insegnamento ci spinga a delineare «la strada» per raggiungere il nostro massimo potenziale, cosicché la preparazione si metta a confronto con l'opportunità.

PREFAZIONE

di John Little

In definitiva tutte le forme di conoscenza portano alla conoscenza di se stessi. Quindi, queste persone mi chiedono di insegnare loro non tanto a difendere se stesse o come essere qualcuno. Esse desiderano piuttosto imparare a esprimersi attraverso un movimento, che sia rabbia, determinazione o qualsiasi altra cosa. Quindi, in altre parole, mi pagano per mostrare loro, sotto forma di combattimento, l'arte di esprimere il corpo umano.

Bruce Lee

Per parecchi anni ci sono state molte speculazioni sul modo in cui il grande esperto di arti marziali e filosofo Bruce Lee si fosse allenato per sviluppare il proprio corpo. Dico «speculazioni» perché tutti i racconti che sono stati forniti fino a ora sono per lo più aneddoti e narrazioni di seconda mano derivati (in alcuni casi) dall'aver chiesto ad alcuni allievi, decenni dopo i fatti, di ricordarsi esattamente come Bruce Lee si fosse allenato per sviluppare un fisico così magnifico e come fosse in grado di controllare il movimento del proprio corpo a un livello così sbalorditivo.

Il problema inerente a un processo di questo tipo è che la maggior parte di questi allievi semplicemente non prestava così tanta attenzione ai metodi di allenamento di Lee, preferendo concentrarsi più sui suoi principi di combattimento e sulle sue tecniche, e che a pochi dei suoi allievi fu data l'opportunità di osservarlo mentre si allenava, dato che Lee preferiva allenarsi da solo.

Il problema è accentuato dal fatto che Lee continuava a sperimentare incessantemente nuovi tipi di esercizi e principi di lavoro in modo che, se anche gli allievi fossero riusciti ad assistere a un suo allenamento, il massimo che avrebbero potuto capire sarebbe stato l'equivalente di un fotogramma in centinaia di metri di pellicola di un film. E, proprio come una singola inquadratura non potrebbe riassumere la trama di un film, un vago ricordo di un allenamento di vent'anni prima non potrebbe realisticamente servire a definire la totalità del metodo di allenamento di Bruce Lee. Lo stesso Lee una volta disse: «Non esiste una cosa definibile come un segmento a sé stante di una totalità».

Poco dopo che Bruce Lee scomparve, io avevo tredici anni – un'età in cui i ragazzi cercano un modello positivo a cui guardare – ricordo di essere stato particolarmente impressionato dal fisico di Bruce Lee e di essere rimasto in eguale misura frustrato dalla mancanza di notizie su come avesse fatto a costruirlo. Certamente non era nato con quel corpo, né con quella straordinaria abilità fisica. Doveva averla creata – ma come? Se era semplicemente il risultato del suo allenamento nelle arti marziali, allora, per definizione, chiunque avesse praticato un'arte marziale – e in particolare chi avesse praticato l'arte marziale di Lee, il jeet kune do – avrebbe avuto un fisico simile, se non identico al suo. E questo palesemente non corrispondeva alla realtà. Le foto di Lee da adolescente mostrano che il suo corpo non era stato sempre così ben sviluppato – come se fosse una fortuna genetica. Doveva averlo costruito. Di nuovo, si poneva la domanda: «Come?». E di nuovo non arrivava nessuna risposta. Il campo in cui mi aspettavo di trovare la risposta – le arti marziali – conteneva ammassi di articoli, di riviste e libri scritti che proclamavano di spiegare i «metodi di allenamento» di Lee, ma non rivelavano niente di sostanziale riguardo al modo in cui aveva costruito il suo corpo.

Le persone che conoscevano Lee e sostenevano persino di essersi allenati con lui fornivano informazioni che si rivelavano contraddittorie. Un allievo ricordava come Lee corresse «sei chilometri al giorno» (non era vero), mentre un altro sosteneva che raramente correva più di «tre chilometri al giorno». Poi c'era l'argomento dei pesi usati da Bruce Lee per costruire il suo corpo. Per anni si è creduto che Lee ricorresse a un numero di ripetizioni estremamente elevato (per esempio, più di 25 ripetizioni per serie) nel suo allenamento; tuttavia, leggendo i suoi fogli e i diari personali di allenamento mentre facevo ricerche per questo libro, non sono stato in grado di trovare nessuna prova a sostegno di questa supposizione (i suoi appunti scritti a mano parlano di un numero di ripetizioni più modesto, per esempio da 4 a 12 per serie).

Non solo, nessuna di queste cosiddette autorità sembrava in grado di spiegare o chiarire esattamente che cosa Lee avesse fatto per diventare quello che alcuni hanno definito «l'uomo più in forma del pianeta». Dire semplicemente che «sollevava pesi e correva» è una spiegazione terribilmente inadeguata. Come poteva una risposta del genere (che era più o meno quella dei sedicenti esperti) rivelarsi utile al singolo interessato a seguire i metodi di allenamento di Lee? Dopo tutto, una risposta di questo tipo non era una risposta, dato che non svelava né il «come» né il «cosa»: come sollevava i pesi Bruce Lee? Quali esercizi svolgeva? Quante serie faceva? Quante ripetizioni faceva? Per quanti giorni si allenava alla settimana? E, soprattutto, aveva delle procedure speciali di allenamento?

Ora, finalmente, le risposte sono vicine. Venticinque anni dopo la morte di Lee, la sua vedova Linda Lee Cadwell ha aperto la porta su un mondo fino a ora sconosciuto. Appunti privati, saggi, note di lettura e diari sono stati resi disponibili; contengono informazioni di valore inestimabile per tutti coloro che desiderano sapere di più su quello che Bruce Lee riteneva fosse davvero importante e, per esclusione, su quello che non riteneva fosse importante. In più, gli scritti di Lee ci permettono finalmente di osservare i metodi esatti che adottò per costruire, sviluppare e condizionare il suo incredibile corpo.

Alcuni credono che, a meno che non si possiedano gli attributi fisici di Bruce Lee, sia inutile adottare le sue tecniche e i suoi metodi di allenamento. Posso solo rispondere che questo contraddice in pieno il credo di Lee e, di fatto, le regole della fisiologia umana. Anatomicamente e fisiologicamente ogni essere umano è sostanzialmente uguale – cosa di cui Bruce Lee era perfettamente consapevole e che si riflette sia nella sua arte marziale sia nella sua concezione di allenamento personale. E, ammesso che alcune caratteristiche anatomiche e fisiologiche possano variare da individuo a individuo, tali variazioni esistono su una scala molto limitata e quantificabile se teniamo conto del fatto che i principi di base sono gli stessi e se non alteriamo l'essenza della naturale fisiologia umana.

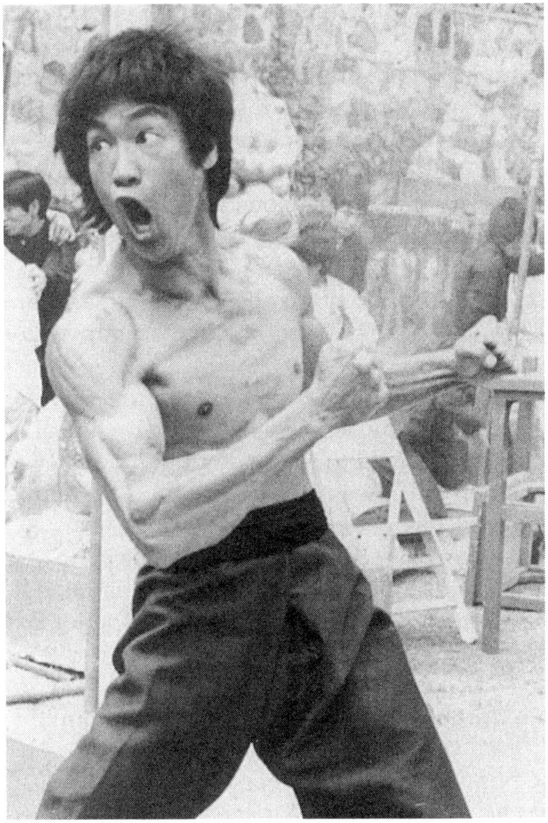

Tutto quello che dovete fare è essere pronti ad accettare le cognizioni che vi vengono fornite in questo libro e a farne un uso regolare. Tuttavia, non aspettatevi risultati alla Bruce Lee, a meno che non siate pronti a impiegare lo stesso numero di ore che impiegava lui per raggiungerli. Come ha detto Bruce: «Conoscere non è sufficiente. Bisogna mettere in pratica. Desiderare non è abbastanza, bisogna fare».

Passare in rassegna, ordinare e pubblicare le teorie di allenamento e i metodi di Lee è stato per me il culmine di un sogno durato venticinque anni. Fortunatamente per la mia curiosità e per i posteri, Bruce Lee era molto meticoloso non solo riguardo al suo allenamento, ma anche riguardo alla sua vita, alla sua filosofia e alla sua arte marziale.

Questo volume contiene la presentazione ufficiale dei principi di allenamento di Bruce Lee. Ciascun capitolo contiene materiali che non derivano da dicerie di seconda mano o da colleghi con la memoria corta o da guru autoproclamatisi tali, ma piuttosto da Bruce Lee stesso, ossia da suoi scritti, appunti di lettura, lettere, diari e interviste. Solo nei casi in cui c'erano dei vuoti nella narrazione di Lee ho ritenuto utile far riferimento a «quelli che c'erano» o a quelli che si sono allenati insieme a lui. In queste occasioni mi sono rivolto soltanto a quelli che hanno passato molto tempo con Bruce e ho ritenuto doveroso incrociare i loro ricordi con fatti noti e con ricordi di altri che potevano confermarli o smentirli. E solo laddove tali ricordi sono stati confermati unanimemente li ho considerati validi. Dove non lo erano, li ho omessi.

Il tema di questo libro è il rafforzamento della massa muscolare e il potenziamento del corpo e i sistemi per coltivare una condizione di salute e fitness totali. Dato che i muscoli costituiscono il motore che muove il corpo, è fondamentale per chiunque (e particolarmente per chi pratica le arti marziali) cercare di potenziarli il più possibile. Non fraintendete questa affermazione pensando che dobbiamo tutti assomigliare a dei bodybuilder da competizione, perché non è questo il caso.

I muscoli del fisico di Bruce Lee sono il risultato di un allenamento finalizzato a uno scopo funzionale. Che avessero anche un aspetto abbastanza impressionante, è un vantaggio secondario.

Di contro, i muscoli che vengono sviluppati al solo scopo di apparire sono raramente funzionali, a parte l'allenamento richiesto per mantenerli. Quindi, a meno che il vostro percorso di vita non vi richieda di sollevare ripetutamente carichi pesanti per poi mettervi in posa, non è il caso che investiate il vostro tempo per allenarvi allo scopo di «mostrare» anziché di «fare».

Le informazioni contenute in questo libro vi forniscono il potenziale per avere la miglior forma della vostra vita. Vi sentirete meglio, avrete un'energia incredibile, arriverete a uno stato di benessere totale e avrete un bellissimo aspetto. E, a livello personale, sono felice di potervi dire che questo metterà a tacere per sempre la fuorviante idea che Bruce Lee fosse così com'era «di natura» e che non dovesse allenarsi – e allenarsi spesso e duramente – per ottenere ogni grammo di muscolo che aveva sviluppato.

Le migliaia di ore che Bruce Lee ha passato ad allenarsi hanno fornito un esempio che rivela il potenziale che ciascuno di noi ha a disposizione per diventare un essere umano migliore e perfettamente funzionale. Non solo, è qualcosa che trascende la sua scomparsa. E che continua a vivere attraverso la sua parola scritta, le fotografie e il ricordo delle sue azioni. O, come Linda Lee Cadwell ha più concisamente fatto incidere su uno speciale libro che è posto ai piedi della sua lapide: «La tua ispirazione continua a guidarci verso la nostra liberazione personale».

È con il più profondo rispetto per la memoria di Bruce Lee e per quello che è stato in grado di ottenere nel mondo del benessere del corpo che ho iniziato la stesura di questo libro.

LA PERFEZIONE DEL CORPO

AVVERTENZA

Come per tutte le forme di esercizio fisico intenso, prima di iniziare il vostro allenamento dovete farvi visitare da un medico e assicurarvi di non avere problemi di salute, come disturbi al cuore o malattie respiratorie. Se sfortunatamente doveste soffrire di una di queste malattie, interrompete il vostro allenamento e aspettate fino a quando non sarete guariti. Altrimenti, l'allenamento potrebbe nuocervi e potrebbe addirittura essere fatale.

Bruce Lee

HANNO DETTO DEL CORPO DI BRUCE LEE

So che milioni di suoi ammiratori sono convinti che Bruce nacque con un corpo speciale; lo hanno potuto vedere esprimere la sua forza straordinaria, osservare la sua agilità, studiarlo mentre contraeva i suoi muscoli straordinariamente definiti. Molti di loro semplicemente non mi credono quando gli spiego che Bruce ha costruito il suo fisico straordinario esclusivamente grazie all'applicazione e alla forza di volontà; cioè attraverso l'allenamento intenso.

Linda Lee Cadwell

Bruce Lee aveva un fisico davvero – e intendo davvero – definito. Aveva pochissima massa grassa. Aveva probabilmente uno dei coefficienti di massa grassa più bassi di qualsiasi atleta esistente. E credo che questo sia il motivo per cui aveva un aspetto così credibile. Ci sono tante persone che fanno le stesse mosse e che sono davvero capaci, ma visivamente non appaiono né così credibili né così impressionanti come Bruce Lee. Era davvero unico. Era un idolo per tantissime persone. La cosa incredibile riguardo a una persona come lui è che è diventata una fonte di ispirazione per milioni e milioni di ragazzini che vogliono seguire il suo esempio. Che vogliono diventare esperti di arti marziali, vogliono fare film. E quindi questo è quello che fanno e si allenano ogni giorno per ore e ore. Uno come Bruce Lee fornisce un'ispirazione incredibile, che aiuta tantissimi ragazzi in giro per il mondo. Ha avuto un impatto profondo e immenso in tutto il mondo, e credo che per questo verrà ammirato per moltissimo tempo a venire.

Arnold Schwarzenegger

Bruce si tolse la maglietta e io rimasi di nuovo senza parole, come succedeva ogni volta che vedevo il suo fisico: aveva muscoli su muscoli.

Chuck Norris

Non pesava tanto, ma sfruttava il massimo da quello che aveva. Era veramente forte e tutto il peso che aveva era muscolo. Aveva una forma fisica molto curata, molto definita.

Kareem Abdul-Jabbar

Aveva creato se stesso. Aveva scolpito se stesso; ciascuno dei suoi muscoli era tonico e regolato su quello che stava facendo in quel momento. L'ultima volta che lo vidi era in una condizione praticamente perfetta: la sua pelle era come il velluto, era liscia e lui aveva un aspetto fantastico.

James Coburn

Quando si toglieva la maglietta – dio! – sembrava Charles Atlas.[1]

Taky Kimura

[1] Charles Atlas (1892-1972) uno dei primi strongman della storia. Nato in Sicilia e trasferitosi a New York, dove prese appunto il nome di Charles Atlas, fu definito «l'uomo dal corpo perfetto» dalla rivista «Physical Culture» nel 1922. (*Ndt*)

PREMESSA

C'è un aneddoto che viene ripetuto da trent'anni riguardo al fisico del maestro di arti marziali, attore e filosofo Bruce Lee. Riguarda una donna di nome Ann Clouse, moglie di Robert Clouse, che fu il regista dell'ultimo film di Lee, *I tre dell'operazione Drago* (*Enter the Dragon*), prodotto dalla Warner Bros. Sembra che la signora Clouse si fosse avventurata sul set e fosse rimasta completamente ipnotizzata dagli incredibili muscoli di Lee mentre lo guardava, nudo fino alla cintola, che sudava nel clima caldo e umido di Hong Kong, concentrato sulle coreografie delle sequenze di combattimento del film.

Quando Lee fece una breve pausa, si avvicinò alla giovane star e gli chiese se potesse «toccargli i bicipiti». «Certo», disse Lee, rispondendo a una domanda che gli era stata posta in numerose occasioni. Tese il braccio e la invitò a toccarlo. «Mio Dio!» esclamò lei, ritirando immediatamente la mano.

«È come toccare del marmo caldo!»

È affascinante come a più di venticinque anni dalla sua scomparsa nel luglio del 1973 dovuta a un edema cerebrale, le persone continuino a parlare del fisico di un uomo alto 170 centimetri e con un peso forma di 61 chili. Dico «affascinante» solo in relazione alla cultura occidentale, dove lo standard per un bel fisico è spesso considerato quello di un difensore di football americano pieno di steroidi, alto un paio di metri e pesante più di 130 chili. Ancora più affascinante è il fatto che molte persone continuino a trarre qualcosa di nuovo dai loro incontri con Bruce Lee, che siano avvenuti di persona o attraverso film, libri e video. Gli esperti di arti marziali continuano a venerare la sua abilità fisica, la sua forza e la sua velocità così come la genialità che mostrò nel portare la scienza nel mondo del combattimento senza armi; gli appassionati di cinema sono impressionati dal magnetismo animale di quest'uomo e dal fatto che ha creato un nuovo genere di film d'azione, aprendo la strada ai Sylvester Stallone e agli Arnold Schwarzenegger, che hanno seguito i suoi passi. I filosofi sono colpiti dalla capacità dimostrata da Lee di gettare un ponte fra l'Oriente e l'Occidente e nel trovare una sintesi fra quelle che molti consideravano posizioni metafisiche inconciliabili.

E c'è un altro gruppo di persone – i bodybuilder e gli appassionati di fitness – che vede qualcos'altro in Lee. È ugualmente affascinante – e curioso – che mentre Bruce Lee non si considerò mai un bodybuilder nella classica accezione del termine, il suo fisico continui a essere ammirato da bodybuilder e atleti di diversi continenti come uno fra i più significativi di tutti i tempi. Ai giovani e ai vecchi bodybuilder basta uno sguardo per capire quanto tempo ci sia voluto per creare un fisico così, e tutti sono molto colpiti. Luminari del bodybuilding come Lou Ferrigno (l'incredibile Hulk), Rachel McLish, Flex Wheeler, Shawn Ray, Lenda Murray, Dorian Yates e Lee Haney – vale a dire i migliori nel campo – rendono tutti omaggio all'importanza che il fisico di Bruce Lee ebbe sulle loro carriere di bodybuilder.

Alcuni, invece, trovano che non fosse poi così impressionante. Dopo tutto, secondo gli standard americani, Lee non era un uomo imponente. Quindi che cos'è che mastodonti come Schwarzenegger e Ferrigno, per esempio, vedevano nel fisico di Lee che potesse essere per loro una fonte di ispirazione? La risposta, in una parola, è «qualità». Abbiamo raramente visto – a parte i felini della giungla – una tale combinazione di belle linee, di forma piacevole e di definizione in un fisico maschile. Era pieno di grazia e capace di metterti in soggezione. Era ipnotico nei movimenti, e posato, persino elegante, quando era a riposo. Quando sono rilassati, molti bodybuilder e giocatori di football non sono altro che degli atleti. E quando si muovono, il volume che hanno messo su si muove con loro – ma non succede nulla; è semplicemente una massa (e spesso mal coordinata) in movimento. Il fisico di Lee, al contrario, era sempre teso, compatto, bello a vedersi, perfezionato e definito, sia a riposo sia in movimento.

Una delle differenze di muscolatura fra il tipico bodybuilder e Bruce Lee era che i muscoli di Lee non erano costruiti per un mero fine estetico, come quelli di molti bodybuilder. Per citare il suo primo allievo negli Stati Uniti, Jesse Glover di Seattle, Lee era «principalmente concentrato sulla funzionalità». L'impressionante fisico sviluppato da Lee era una conseguenza delle sue priorità. Saltare due metri e mezzo per spaccare una lampadina con un calcio come fece nei film *L'investigatore Marlowe* (*Marlowe*) e *L'urlo di Chen terrorizza anche l'Occidente* (*The way of the Dragon*) o sferrare un pugno che percorre quasi un metro di distanza in cinque centesimi di secondo, erano risultati per i quali Bruce Lee aveva lavorato molto e molto a lungo. Il fatto di avere una muscolatura straordinariamente definita fu quindi un risultato secondario dei suoi allenamenti.

Forse mai in precedenza – e in seguito – è stata coltivata una tale combinazione di qualità fisiche in un essere umano. Lee sviluppò contemporaneamente muscoli, riflessi veloci come il fulmine, grazia e un'estrema flessibilità. Non solo, il suo fisico era bilanciato e simmetrico, e, se non tutti ammirano la muscolatura imponente del candidato al titolo di Mister Universo, quasi tutte le persone con cui ho parlato – dai candidati al titolo di Mister Universo all'uomo e la donna qualunque – ammirano invece il fisico di Bruce Lee.

Il fatto che abbia influenzato così tanti campioni di bodybuilding non è un risultato così trascurabile, se considerate che Lee non si è mai iscritto a una gara di bodybuilding nella sua vita. Non ebbe mai interesse nell'avere un fisico massiccio. Come ricorda Ted Wong, uno dei migliori amici di Lee e uno dei suoi allievi più fedeli, «Bruce si allenava in primo luogo sulla forza e sulla velocità». Coloro che furono abbastanza fortunati da incontrarlo, dai produttori di Hollywood ai colleghi esperti di arti marziali, dicono che l'impatto dei muscoli di Lee era impressionante.

In effetti, Lee era abbastanza interessato a costruire un fisico di grande effetto. Taky Kimura, forse il suo miglior amico (fu testimone alle sue nozze, nel 1964), ha notato come a Bruce non dispiacesse affatto togliersi la maglietta e mostrare i risultati del suo lavoro in palestra – spesso per osservare le reazioni stupefatte di coloro che gli stavano intorno. «Aveva i dorsali più incredibili che mi sia mai capitato di vedere» ricorda Kimura «e una delle sue gag prefe-

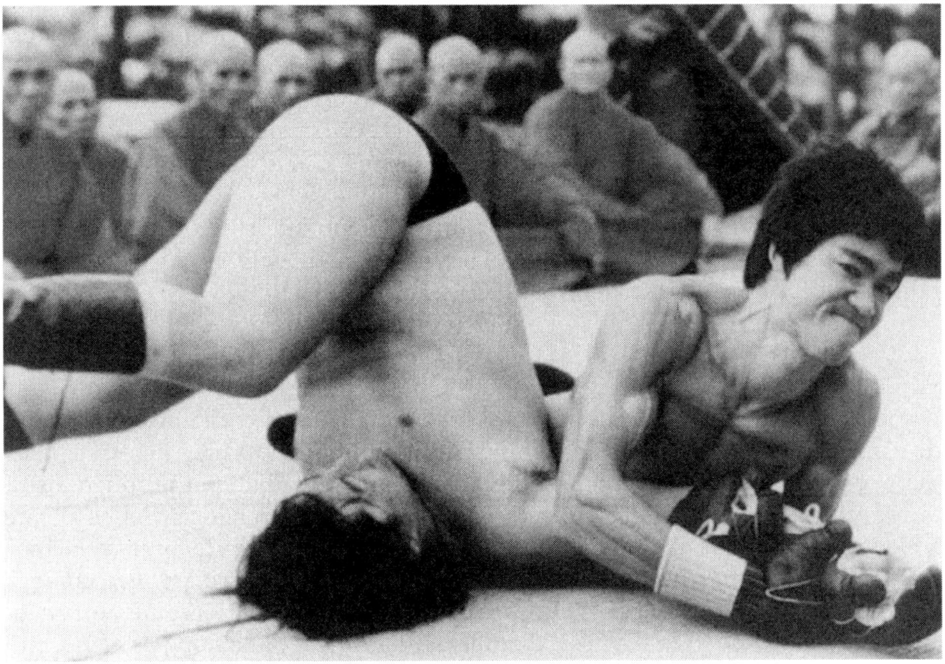

rite era di far finta che il suo pollice fosse il tubo di un compressore che si metteva in bocca fingendo di gonfiare i dorsali. Sembrava un dannato cobra, quando faceva così!»

Forma fisica funzionale e forza straordinaria

Dan Inosanto, un altro amico stretto di Lee – oltre che l'uomo che fu scelto per assisterlo nell'insegnamento del suo corso di arti marziali agli allievi della scuola di Los Angeles diretta da Lee dal 1967 al 1970 – ha aggiunto che Lee era interessato alla forza che potesse essere convertita velocemente in potenza. «Ricordo che una volta io e Bruce stavamo parlando lungo la spiaggia di Santa Monica, vicino alla Dungeon (una palestra di proprietà di Vic Tanny, famoso frequentatore di Muscle Beach), quando all'improvviso vedemmo un enorme bodybuilder, e io dissi a Bruce, "Amico, guarda le braccia di quel tipo!". Non dimenticherò mai la sua reazione. Rispose: "Sì, è grosso, ma è anche potente? Riesce a usare tutti quei muscoli in modo efficace?". La potenza, secondo Lee, era dimostrata dalla capacità di usare la forza sviluppata in palestra in modo veloce ed efficace nel mondo reale.»

Sicuramente le prove di potenza di Lee sono materiale da leggenda, dall'eseguire flessioni su un solo dito o su un pollice al tener sospeso per parecchi secondi un bilanciere da 35 chili davanti a sé col braccio teso. La forza che possedeva, avendo un peso che andava dai 57 ai 63 chili, era straordinaria; Lee era in grado di far toccare il soffitto a dei sacchi da 130 chili con un semplice calcio laterale.

L'acquisizione di forza era l'interesse primario di Lee nel suo allenamento con i pesi. Probabilmente il suo lavoro con i pesi si spinse ai limiti definitivi della conoscenza intuitiva – quello che alcuni nell'ambiente del bodybuilding chiamano allenamento «istintivo». Secondo coloro che si sono allenati con lui, come l'esperto di arti marziali e attore Chuck Norris, Bruce Lee era certamente, in proporzione al peso, uno degli uomini più forti del mondo.

La via di Lee al bodybuilding

La ricerca approfondita di Lee sulla fisiologia umana e sulla cinetica gli permise di discernere un esercizio utile da uno inutile, il che vuol dire che non sprecò mai il proprio tempo nei suoi allenamenti, che erano studiati per produrre risultati specifici. Lee credeva che chi si esercita sul piano fisico non dovrebbe mirare a niente di meno che alla perfezione fisica, che è data da grande forza, velocità e abilità, salute esuberante e dalla bellezza di una forma muscolare. Lee credeva che ogni giorno portasse con sé l'opportunità di migliorarsi fisicamente e mentalmente e che possiamo scegliere di afferrare l'attimo e di fare un passo in avanti nell'ottimizzare il nostro potenziale e i nostri progressi, oppure lasciare cadere l'opportunità e quindi rimanere fermi o regredire.

Lee aveva capito che per sviluppare appieno il nostro potenziale fisico dobbiamo regolare i nostri sforzi fisici in modo progressivo e lottare contro il desiderio di stravaccarci sul divano davanti alla televisione per sfuggire al nostro «dovere» di auto-realizzazione e indugiare nel suo opposto, cioè spegnere il cervello e lasciare i nostri muscoli ad atrofizzarsi. Lee voleva imparare quanto più possibile sulla mente e sul corpo. Voleva scoprire di cosa era capace, piuttosto che adagiarsi su quello che già sapeva di poter fare. In quest'ottica, concepiva ciascuna seduta di allenamento come un'esperienza istruttiva, un'opportunità di miglioramento per portarsi a un livello superiore. Di conseguenza aveva un buon fiuto nell'individuare le persone che si sottostimavano non allenandosi al massimo o sottovalutando le loro reali capacità.

Stirling Silliphant, un allievo di Lee, ricorda una vicenda che illustra perfettamente l'atteggiamento di Lee riguardo alle metodiche di allenamento cardiovascolare così come la tendenza a non lasciare che una persona – in questo caso Silliphant – sottostimasse il suo potenziale fisico:

> Bruce mi faceva correre fino a tre miglia al giorno, a passo davvero spedito. Facevamo tre miglia in 21 o 22 minuti. Poco sotto gli otto minuti a miglio.[2] Così quella mattina mi disse «oggi ne faremo cinque». E io risposi «Bruce, non riesco a farne cinque. Sono un bel po' più vecchio di te, e non posso farne cinque». Lui disse: «Quando arriveremo a tre, cambieremo passo, e saranno solo due in più, e ce la farai». Gli risposi «va bene, al diavolo, ce la farò». Così, quando arrivammo a tre miglia, iniziammo il quarto, e stetti bene per i primi tre o quattro minuti, poi iniziai a cedere. Ero stanco, il mio cuore stava battendo all'impazzata, non riuscivo ad andare avanti, e gli dissi: «Bruce se corro ancora – e stavamo ancora correndo – potrebbe venirmi un infarto e potrei morire». «Allora muori» mi rispose. Mi fece così arrabbiare che feci tutte e cinque le miglia. Dopo andai a farmi una doccia e volevo parlargli di questo. Gli dissi: «Perché mi hai detto questo?» e lui rispose «perché avresti anche potuto morire. Seriamente, se metti sempre dei limiti a quello che puoi fare, dal punto di vista fisico o da qualsiasi altro punto di vista, avrà effetti su tutta la tua vita. Avrà effetti sul lavoro, sulla tua moralità, sul tuo intero essere. Non ci sono limiti. Ci sono dei falsipiani, ma non bisogna fermarsi, bisogna superarli. Se questo ti uccide, che ti uccida. Un uomo deve costantemente superare i propri limiti».

Questo atteggiamento del «non ci sono limiti» è ovviamente la tesi centrale dell'arte e della filosofia di Lee. Lee ha persino posto dei caratteri cinesi intorno

[2] Un miglio: 1609 metri. Quando correva da solo, nel 1968, Bruce Lee aveva portato il suo tempo a 6,5 minuti a miglio.

al simbolo yin e yang del suo logo del jeet kune do che recitano: «Nessun metodo come metodo / nessun limite come limite». Lee una volta scrisse una lettera a John Rhee, pioniere americano del tae kwon do, nella quale sosteneva che «avere scopi modesti è il crimine peggiore che un uomo possa commettere», sottolineando ancora la sua concezione riguardo alle limitazioni autoimposte, nell'allenamento così come negli altri campi della vita. Bruce Lee fu instancabile nella sua ricerca per esprimere il pieno potenziale del suo corpo. Attraverso questa ricerca, imparò che un muscolo più forte è un muscolo più grande e questa scoperta lo portò a esplorare i benefici superiori del bodybuilding per la salute. Tuttavia, ci sarebbe voluto uno scontro violento per poter portare a casa i meriti di un approccio regolare e costante al «pompare acciaio».

Il punto di svolta

La vedova di Lee, Linda Lee Caldwell, racconta che quando vivevano a Oakland in California, il marito ricevette una lettera che recava un ultimatum in grossi caratteri cinesi: smettere di insegnare gong fu agli allievi non cinesi o accettare di combattere – in un luogo e un'ora da stabilirsi – con il loro uomo migliore. Nella Chinatown di Oakland all'inizio degli anni Sessanta insegnare segreti «cinesi» a persone non cinesi era considerata la più grave forma di tradimento fra i membri della comunità delle arti marziali.

Anche se Lee aveva molte virtù, non tollerava facilmente gli stupidi e decise di accettare la sfida piuttosto che piegarsi a quei dettami razzisti. Con le sue parole e il suo comportamento, Lee gettò un guanto di sfida a quello che sarebbe stato il suo rivale. Più tardi, quella settimana, all'ora prevista, un gruppo di esperti cinesi di arti marziali capitanati da un tale che era il loro miglior combattente arrivarono alla scuola di Lee a Oakland. Erano presenti all'evento Linda, che era incinta di otto mesi di Brandon, il primogenito della coppia, e l'allievo di Lee James Yimm.

Il combattimento iniziò, e nel giro di pochi secondi Lee mise in fuga verso l'uscita più vicina «l'esperto» di gong fu che si era presentato tutto baldanzoso e pieno di sé. Dopo un lungo inseguimento, Lee gettò l'uomo a terra e ne ottenne la resa. Suo malgrado, Lee scoprì che aveva speso un'enorme quantità di energia nel confronto. «Era sorpreso e deluso dalla propria forma fisica», ricordò Linda in seguito. «Anche se gli ci vollero non più di tre minuti, pensava che il combattimento fosse durato fin troppo e che fosse stata la sua condizione non ottimale ad aver fatto durare il confronto così a lungo. Dopo si era sentito sfiancato.»

Lee capì che aveva bisogno di sviluppare una forza considerevolmente maggiore sia nel suo sistema cardiovascolare sia in quello muscolare per portare a piena espressione il suo potenziale fisico.

Dato che a quel tempo le riviste di bodybuilding erano l'unica risorsa disponibile sulla salute e sull'allenamento intensivo, Lee si abbonò immediatamente a tutte quelle che trovò. Testò le loro promesse e le loro teorie di allenamento in quello che era il suo laboratorio, ossia il suo corpo, iniziando a bazzicare librerie di testi usati per comprare libri sul bodybuilding e sull'allenamento sulla forza, compresi quelli scritti nel secolo precedente (fra cui *Strenght and how to Obtain it* di Eugen Sandow, pubblicato per la prima volta nel 1897!).

La sua fame di conoscenza era tale che Lee comprava qualsiasi cosa su cui riuscisse a mettere le mani, dai programmi di allenamento appena stampati ai classici nel campo della fisiologia. Una volta applicate, queste conoscenze lo portarono ad avere più forza, velocità, potenza e resistenza.

I risultati della ricerca approfondita di Lee sono contenuti nei capitoli seguenti. Spiegano, nello specifico, come Lee si è allenato per sviluppare ciascun gruppo muscolare del suo corpo, il tipo di allenamento che gli è sembrato più efficace, i principi di allenamento che ha recepito e i programmi che dava ai suoi allievi. Le due appendici forniscono informazioni sulle statistiche vitali di Lee e sulla sua macchina per esercizi. Il materiale contenuto in questo libro è stato creato a partire dagli scritti di Lee – e non da interpretazioni infondate del mito che si è sedimentato intorno al suo lascito. Finalmente i lettori potranno conoscere il processo che lo portò a un livello di perfezione muscolare tale da porre quegli standard di cui si sarebbe parlato per decenni.

1
LA RICERCA DELLA FORZA

> Allenarsi per la forza e la flessibilità è indispensabile. Dovete usarle per aiutare l'esecuzione delle vostre tecniche. Le tecniche da sole non sono di nessuna utilità se non le sosterrete con la forza e la flessibilità.
>
> *Bruce Lee*

Verso la fine dell'ultimo film di Bruce Lee, *I tre dell'operazione Drago*, c'è uno straordinario monologo dell'anziano attore cinese Shek Kien. Si svolge quando il personaggio di Kien, il malvagio Han, sta parlando a Roper (interpretato da John Saxon), durante un piccolo tour del suo «museo» di armi medievali. Mentre camminano, Han dice:

> È difficile associare questi orrori con le fiere civiltà che li hanno prodotti. Sparta, Roma, i cavalieri europei, i samurai... tutti condividevano un'ideale: l'onore della forza, perché è la forza a rendere possibili tutti gli altri valori. Niente sopravvive senza di essa. Chi può sapere quali delicate meraviglie siano scomparse dal mondo per la volontà della forza di sopravvivere?

Anche se omesso dalla versione finale, nella copia della sceneggiatura di Bruce Lee, il monologo di Han continua:

> Una delle idee più alte della civiltà – la giustizia – non potrebbe esistere senza uomini forti che la facciano rispettare. Infatti, che cos'è la civiltà se non l'onore dei forti? Oggi ai giovani non viene insegnato niente dell'onore. Il senso della vita come epica, della vita come qualcosa di grande, della vita come qualcosa per cui uno impara a combattere – a loro sembra stupido. Per loro la grandezza è irrilevante. I giovani non sognano più.

Dal punto di vista di un cattivo, Han fa un discorso perfettamente sensato, nel senso che è una splendida apologia delle ragioni che hanno spinto la nostra specie a perseguire ardentemente l'acquisizione della forza nel corso dei secoli.

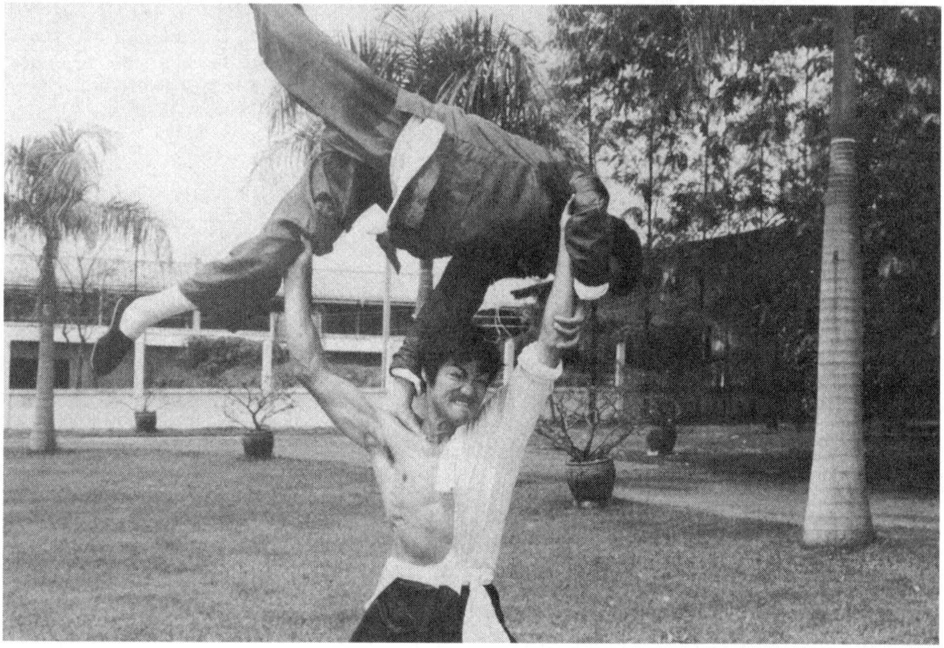

La ricerca della forza non è affatto qualcosa di antiquato; viene rispettata anche oggi, sebbene nelle sue forme più diverse: forza di carattere, forza di volontà, risolutezza, forza di fronte alle avversità, forza della pazienza, convinzione, e ovviamente, forza fisica. In tutti questi ambiti, c'è molto da imparare da Bruce Lee. Questo libro rivela i metodi che Lee ha usato per sviluppare una forza fisica così leggendaria.

Mentre la maggior parte dei suoi contemporanei considerava l'allenamento come la semplice esecuzione delle tecniche di arti marziali, il metodo di Bruce Lee coinvolgeva tutte le componenti del fitness totale.

Oltre al quotidiano allenamento nelle arti marziali, Lee faceva allenamenti supplementari per migliorare velocità, resistenza, forza, flessibilità, coordinazione, sensibilità e senso del ritmo. Infatti, in un libro pubblicato da uno dei suoi allievi, Dan Inosanto, l'autore elenca non meno di 41 tipi diversi di allenamento usati da chi pratica l'arte marziale di Lee, il jeet kune do.

Lee capì presto che il ruolo della forza nello schema generale delle cose era di vitale importanza non solo in sé (nel costruire muscoli, tendini e legamenti più forti), ma anche per il fatto che un incremento della forza muscolare implica un miglior controllo delle tecniche di colpo, maggior velocità e resistenza, muscoli più tonici e funzioni vitali migliori. Tuttavia Lee non considerava il sollevamento pesi come l'«apriti sesamo» del successo atletico. Lo considerava esattamente per quello che era: un aspetto importante del fitness totale che doveva essere integrato, nell'allenamento, da altri esercizi per migliorare la tecnica, la velocità, l'agilità e così via.

Maggior velocità attraverso l'allenamento sulla forza

Lee era particolarmente colpito dal fatto che l'allenamento sulla forza, di solito basato sul sollevamento pesi, potesse migliorare la velocità e le capacità di resistenza di ognuno. La credenza popolare del tempo era che l'allenamento pesi non faceva altro che sviluppare muscoli grossi e «ingombranti». Durante le sue letture di fisiologia, Lee si imbatté per caso nella recensione di un libro intitolato *The Application of Measurement to Health and Physical Education* di H.H. Clarke, che allora teneva un corso di specializzazione allo Springfield College. La recensione, che riassumeva il libro, diceva che «la velocità dipende anche dalla forza [...] più forte è un individuo, più velocemente è in grado di correre [...] non solo, ma anche la resistenza è basata sulla forza».

Queste affermazioni non erano solo opinioni, ma conclusioni basate su esperimenti scientifici, come quelli di Karpovic (il capo del dipartimento di fisiologia dello Springfield College nel 1951) e di Pestrecov sulle curve di allenamento, esperimenti secondo cui «la forza è un prerequisito dello sviluppo della resistenza». Queste affermazioni portarono Lee a studiare la forza con particolare interesse. Lesse molti testi scientifici e si convinse a poco a poco che la forza era un prerequisito di tutte le attività fisiche e che aveva un ruolo vitale in molti dei movimenti della sua arte marziale.

Il valore dell'allenamento sulla forza

La convinzione di Bruce Lee che chi pratica le arti marziali debba impegnarsi in metodi di allenamento diversi dalle tecniche e dai movimenti dell'arte che sta praticando era fondata su basi scientifiche. Per esempio, uno studio che interessò Lee riguardo agli allenamenti supplementari riguardava i metodi dei nuotatori professionisti. Nei primi anni Cinquanta, gli allenatori americani di nuoto, specialmente all'università di Yale, scoprirono che i muscoli usati per nuotare non aumentavano la loro forza nell'allenamento specifico al nuoto, perché la resistenza dell'acqua ai muscoli non era sufficiente. Per correggere quest'aspetto, fu introdotto l'allenamento coi pesi. Gli allenatori ignorarono saggiamente l'obiezione che i loro nuotatori sarebbero diventati troppo muscolosi e impararono in fretta che gli esercizi di sollevamento pesi, ben lungi dal produrre effetti negativi sui loro atleti, miglioravano enormemente la forza della parte superiore del braccio, delle spalle e della schiena, permettendo ai nuotatori di ottenere prestazioni di gran lunga migliori. Lee colse immediatamente il parallelo fra i nuotatori nell'acqua e l'allenamento di arti marziali «all'asciutto» nel quale si impegnava solitamente a dare calci e pugni nell'aria. Lee notò che questi movimenti erano una forma di ginnastica ritmica, che avevano sì un valore, ma erano limitati nei risultati, perché mancava ai muscoli una resistenza progressiva da superare affinché potessero diventare più forti. La conclusione di Lee fu simile a quella degli allenatori di nuoto di Yale: era giunto il momento di includere il sollevamento pesi nei suoi allenamenti.

I vantaggi degli esercizi per la resistenza

A Lee piaceva che gli esercizi da eseguire con i bilancieri consistessero in movimenti molto semplici da imparare. Bruce capì presto che gli esercizi con manubri e bilancieri erano perfettamente adattabili a tutti i gruppi muscolari e portavano a un miglioramento nell'efficienza generale. Non solo, gli esercizi di resistenza potevano essere misurati e aumentati aggiungendo pesi, serie e ripetizioni, a seconda della capacità di ciascuno. Un altro vantaggio era che, al livello più basso, gli allenamenti sulla forza di Lee richiedevano solo dai 15 ai 30 minuti per essere eseguiti e venivano fatti solo tre volte a settimana (o, nel caso del suo programma isometrico, solo per 96 secondi al giorno). Malgrado la loro brevità, questi allenamenti producevano risultati eccezionali sulla velocità, la forza, lo sviluppo dei muscoli e il benessere fisico generale, risultati ben più notevoli di quelli che si riusciva a ottenere con una qualsiasi altra forma di allenamento che richiedesse lo stesso tempo. Inoltre, Lee scoprì che l'allenamento sulla forza era anche un'attività che avrebbe potuto continuare a svolgere, con notevoli benefici, per il resto della sua vita.

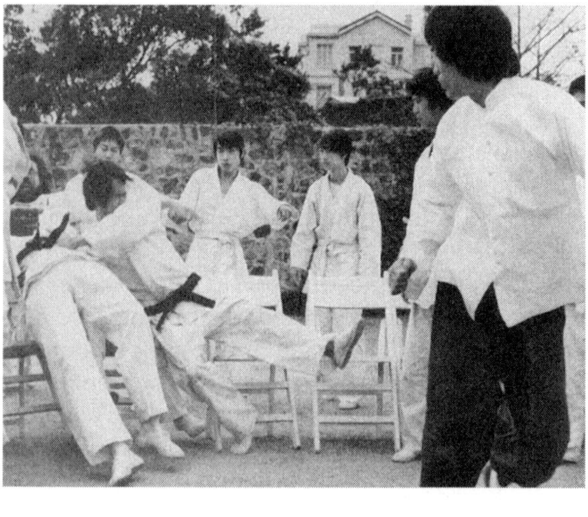

Velocità e sviluppo della forza

Oltre a un aumento progressivo del peso e delle ripetizioni, Lee credeva che anche la velocità potesse essere quantificabile in una progressione calcolata. Un miglioramento nella velocità – la velocità di movimento e la velocità di recupero – dovrebbe essere, rifletteva Lee, una parte pianificata dello schema di allenamento di chiunque pratichi seriamente le arti marziali. A questo scopo, Lee rinunciò per un certo periodo ad aggiungere ripetizioni e pesi e si concentrò invece sui modi per diminuire il tempo totale del suo allenamento. Lee cronometrava con attenzione i suoi allenamenti, cercando di eseguire ogni ripetizione il più velocemente possibile. Il periodo di recupero fra i vari gruppi muscolari veniva anch'esso cronometrato: se migliorare la resistenza era uno dei suoi obiettivi durante un particolare esercizio, egli avrebbe fatto uno sforzo anche per ridurre il tempo di recupero fra una serie e l'altra.

Nello sperimentare l'allenamento per la velocità, scoprirete che non riuscirete a sostenere lo stesso peso che riuscireste a sostenere se gli stessi esercizi fossero svolti in maniera normale; in ogni caso, il peso dovrebbe essere tale da rendere le ultime ripetizioni dell'ultima serie uno sforzo notevole.

Come Lee, dovreste porvi dei tempi e non ridurre il peso o le ripetizioni del vostro esercizio finché non avrete raggiunto i vostri obiettivi.

Esprimete il vostro potenziale

È importante capire che, in termini di risultati e benefici ottenuti dall'allenamento sulla forza, l'unica persona con cui potete fare dei paragoni significativi siete voi stessi. A causa delle differenze genetiche fra gli individui (come la lunghezza delle ossa, la densità della fibra muscolare, l'efficienza neuro-muscolare) i risultati che un individuo può raggiungere possono essere fisiologicamente irraggiungibili per un altro. Tuttavia, finché state progredendo nelle serie o nelle ripetizioni oppure nel lavoro eseguito in un dato tempo, siete in grado di sapere che i vostri muscoli stanno diventando più forti in conseguenza dei vostri allenamenti incentrati sulla forza.

È sempre importante considerare i vari fattori fisici nella giusta prospettiva, in modo da apprezzare appieno i benefici che derivano da un programma strutturato di allenamento della forza. È noto che i giocatori di golf più imponenti si chiedono come mai, a volte, i giocatori meno potenti riescano a mandare la pallina più lontano; questo è certamente difficile da spiegare, anche considerando, come componenti del gesto di colpire la pallina, il senso del tempo e la coordinazione. Come che sia, questo è sicuramente un buon esempio di un caso in cui la forza e la potenza, anche se importanti, hanno minor valore rispetto ad altre qualità fisiche e mentali. Notate come io usi l'espressione di «minor valore». Alcune persone sostengono che la potenza non ha valore in quel tipo di sport, ma ciò non è del tutto corretto. Se i giocatori meno potenti aggiungessero forza, velocità e resistenza muscolare, mantenendo lo stesso livello di abilità, il loro gioco migliorerebbe semplicemente in virtù di una maggiore efficienza fisica. Viene in mente il vecchio adagio secondo cui «un atleta più forte è quasi sempre un atleta più bravo». In breve, lo sviluppo di muscoli e forza non può essere portato molto avanti senza un uso intelligente e accorto delle proprie potenzialità. Bruce Lee pensava che la forza senza abilità fosse incompleta, così come l'abilità è una parte essenziale dello sviluppo fisico di ognuno.

Il ruolo del carico supplementare nell'allenamento sulla forza

Escludendo alcuni difetti fisici e alcune condizioni patologiche, la vostra condizione fisica non è qualcosa di statico o di fisso: è invece il riflesso dell'adattamento specifico del vostro corpo alla vostra vita di tutti i giorni. In altre parole, siete allenati per qualsiasi attività stiate facendo, e null'altro. I cambiamenti nello stato della vostra condizione fisica sono tuttavia possibili. I muscoli possono essere rinforzati grazie all'allenamento sulla forza. Il vostro cuore può diventare più efficiente attraverso l'allenamento sulla resistenza e di solito la gamma di movimenti delle articolazioni può essere migliorata mediante un buon programma di flessibilità. Tuttavia, se desiderate migliorare una o tutte queste facoltà, allora dovrete seguire il principio del carico supplementare, cambiando le vostre abitudini di allenamento o aggiungendo esercizi appropriati. Qualunque sia la procedura che sceglierete, l'aumento del carico deve essere graduale, in modo da permettere che l'adattamento avvenga senza sforzi eccessivi per il vostro corpo.

Il dolore muscolare o l'affaticamento dovuti al carico supplementare si possono evitare. Tuttavia, è normale provare un po' di bruciore e di affaticamento all'inizio dell'allenamento. Infatti, il dolore muscolare può segnalare l'efficacia dell'allenamento. Per esempio, prendete un uomo che alza al massimo 30 chili nel suo allenamento giornaliero. Se desidera aumentare la forza dei muscoli usati nel movimento senza dolore muscolare non necessario, deve allenarsi alzando 32 o 35 chili, non 40 o 50, anche se il suo indice di miglioramento crescerebbe più in fretta con il carico più pesante. Se una persona fuori condizione con uno sforzo estremo fa al massimo 10 flessioni e desidera allenarsi di più, dovrebbe iniziare al di sotto del suo massimale, finché non ottiene un po' di tono. Dopo, il principio del carico supplementare può essere applicato senza inutili sforzi aggiuntivi. A proposito della natura del carico supplementare, si dovrebbe ricordare che la forza di un muscolo è determinata dall'uso che se ne fa nello svolgere le normali attività di tutti giorni. Per esempio, se non fate esercizi supplementari, e il carico massimo per muscolo durante le vostre attività quotidiane non supera i 30 chili, allora questa è la misura della potenza di quel muscolo. La forza del muscolo si è adattata specificamente ai vostri bisogni. Se si desidera una potenza maggiore, è necessario far sì che quel muscolo venga impegnato con un carico maggiore, finché non si è adattato al carico supplementare. Gli elementi essenziali dell'allenamento sono quindi il carico supplementare e l'adattamento progressivo.

Che cos'è l'allenamento sulla forza?

Che cos'è esattamente l'allenamento sulla forza? Significa sforzarsi con pesi incredibilmente elevati e vedere quanto riuscite a sollevare sopra la vostra testa in un solo tentativo? Non necessariamente. Il sollevamento dei pesi è semplicemente un aspetto dell'allenamento sulla forza, che si può dividere a grandi linee in quattro attività principali:

1. SOLLEVAMENTO PESI

Il sollevamento pesi è uno sport in sé, nel quale i concorrenti cercano di alzare il maggior peso possibile con alcune tecniche definite specificamente.

2. BODYBUILDING

Nel bodybuilding, i pesi più leggeri sono usati in una varietà di esercizi e in varie serie di ripetizioni in modo da sviluppare il fisico. Gli obiettivi principali sono solitamente l'incremento della massa muscolare, il rimediare a particolari lacune fisiche o lo sviluppo proporzionato e armonioso del corpo.

3. ALLENAMENTO CON I PESI

L'allenamento con i pesi è l'allenamento con pesi leggeri, anch'esso diversificato per esercizi e per numero di serie e di ripetizioni, ma con obiettivi più specifici, come il migliorare la propria condizione fisica o la salute o incrementare il rendimento in attività come le arti marziali.

4. GINNASTICA ISOMETRICA

La ginnastica isometrica è un modo di allenarsi senza pesi. Ciò che è richiesto è la massima contrazione dei muscoli contro una resistenza fissa o mobile, come una sbarra che è stata posizionata su un power rack[3] grazie ad appositi fori.

Il resoconto dei vostri allenamenti

A prescindere da quale forma di allenamento sulla forza scegliate di includere nel vostro allenamento, se il vostro obiettivo è l'aumento della forza, è necessario che ciò avvenga in modo sistematico. Tenete nota dei vostri programmi e dei vostri miglioramenti e assicuratevi di aumentare in modo continuativo l'ammontare del lavoro svolto. Così come dovreste tenere un diario sugli allenamenti e le prestazioni relative alla vostra arte marziale, prendete nota dei vostri progressi nell'allenamento sulla forza. Scoprirete che sarà molto incoraggiante notare il miglioramento costante nei pesi che sarete in grado di maneggiare. Un modo comodo di farlo è usare una scheda come quella che viene usata in molte palestre di sollevamento pesi. È molto utile per avere un raffronto e una guida veloce sull'esatta quantità di lavoro che dovete fare in ogni sessione. Bruce Lee stesso usava sia diari giornalieri sia quaderni di appunti per annotare i suoi allenamenti e i suoi progressi.

L'applicazione delle scoperte nell'allenamento sulla forza

Durante la sua ricerca nel campo dell'allenamento sulla forza, Bruce Lee scoprì che allenarsi con carichi sotto il massimale (fino a due terzi della forza massima) due volte alla settimana e con carichi massimali una volta alla settimana, dava come risultato un aumento della forza pari a un allenamento con carichi massimali tre volte alla settimana.

Allenamento con i pesi e ginnastica isometrica

Anche se Bruce Lee incluse sia l'allenamento con i pesi sia la ginnastica isometrica nel suo allenamento, riteneva che queste due forme fossero diverse per principi, per valore e per risultati. Stabilito che entrambi questi metodi di esercizio au-

[3] Power rack: porta pesi con fori e fermi regolabili, che consente di posizionare le sbarre a diverse altezze.

mentano la forza, ci sono delle differenze sia negli scopi sia nei risultati. La ginnastica isometrica consolida e rafforza i muscoli in modo rapido, ma non fornisce un grande apporto alla resistenza muscolare. Quindi, la ginnastica isometrica non può costituire di per sé un programma completo di esercizio, ma deve essere combinata con l'aerobica e l'allenamento sulla flessibilità. L'allenamento con i pesi, d'altra parte, porta a un aumento della massa muscolare, che può essere o non essere un effetto desiderabile per chi si allena. Dato che il movimento di solito coinvolge i muscoli in un'ampia varietà di movimenti ciclici (attraverso le ripetizioni), questo può portare a una maggiore flessibilità e contribuire a costruire, oltre alla forza, tono muscolare e resistenza.

La ginnastica isometrica svolta in maniera convenzionale – cioè senza resistenza – non può essere misurata senza l'ausilio di attrezzature speciali. L'allenamento con i pesi può essere misurato sia in termini di peso alzato durante un qualsiasi esercizio sia in termini di quantità di lavoro svolta per una data unità di tempo (grazie anche alla creazione del Power Factor Training).[4]

Le diverse combinazioni di pesi e ripetizioni facilitano differenti tipi di benefici. Possiamo vederlo chiaramente considerando tre programmi di allenamento con i pesi: un peso consistente usato con poche ripetizioni produce all'incirca il risultato della ginnastica isometrica, dato che c'è poco movimento ma molta contrazione, l'accento è chiaramente sull'aumento della forza, piuttosto che sulla resistenza; usare un peso moderato con un moderato numero di ripetizioni attribuisce uguale importanza alla forza e alla resistenza; un peso molto leggero usato con molte ripetizioni dà risultati simili a quelli della ginnastica ritmica: produrrà una grande resistenza, ma non farà aumentare di molto la forza. In altre parole, l'allenamento con i pesi può essere modulato dalla mera costruzione della forza (come la ginnastica isometrica) alla mera costruzione di tono e resistenza (come la ginnastica ritmica). La formula è semplice: più peso con meno ripetizioni uguale forza; meno peso con più ripetizioni uguale tono e resistenza.

[4] Power Factor Training: metodologia dell'allenamento fondato sul calcolo del fattore di potenza (chilogrammi per minuto) di Peter Sisco e John Little.

GINNASTICA ISOMETRICA	ALLENAMENTO CON I PESI
il modo più veloce per costruire forza pura	aumenta la forza
gli esercizi possono essere svolti tutti i giorni	gli esercizi dovrebbero essere svolti a giorni alterni
c'è bisogno di pochissima attrezzatura ed è relativamente economica	un programma di allenamento completo richiede una discreta quantità di attrezzi o l'accesso a una palestra
richiede poco tempo, con brevi pause fra gli esercizi	può richiedere abbastanza tempo, dal momento che servono delle pause considerevoli tra gli esercizi
può essere svolta nell'intimità di una stanza o dell'ufficio, senza doversi cambiare gli abiti	bisogna esercitarsi dove si trovano i pesi; è necessario cambiarsi d'abito dato che l'allenamento produce sudore
limitato aumento della massa muscolare	può dare un notevole aumento della massa muscolare
esercita i muscoli in una posizione sola	esercita un muscolo attraverso una gamma completa di movimenti
non può costituire un allenamento completo; deve essere combinato con altre metodiche	può costituire un allenamento completo (dato che possono variare pesi, numero di serie e ripetizioni)
l'aumento della vostra forza deve essere misurato periodicamente sollevando pesi o usando macchinari specifici	si può misurare la forza sviluppata su una base oggettiva

2
LE OTTO BASI DELLA GINNASTICA ISOMETRICA

Come accennato in precedenza, per apprendere tutto il possibile sui muscoli e sullo sviluppo della forza, dalla metà degli anni Sessanta fino ai primi anni Settanta Bruce Lee lesse tutte le riviste di bodybuilding che trovava nelle edicole. Le studiava a fondo, tralasciando le trovate a effetto e gli slogan pubblicitari e cercando elementi che lo interessassero o che avessero una particolare rilevanza per i suoi obiettivi di allenamento, come aumentare la massa muscolare, rafforzare gli avambracci o dare più definizione ai muscoli. Quando trovava un articolo che lo interessava, lo ritagliava e lo riponeva in un'apposita cartelletta. E nella sua ricerca della forza, la prima teoria che lo interessò fu l'allora rivoluzionario metodo della ginnastica isometrica o della contrazione senza movimento.

Bruce Lee era un fermo sostenitore dell'allenamento isometrico e lo utilizzò intensamente dalla metà alla fine degli anni Sessanta. La ginnastica isometrica aveva occupato molto spazio sulla stampa, specialmente sulle pubblicazioni di allenamento con i pesi e di bodybuilding provenienti da York, Pennsylvania, che ogni mese sparavano titoloni sugli spettacolari risultati degli atleti che praticavano questa tecnica di allenamento.

Quello che le riviste dimenticavano di dire, tuttavia, era che la maggior parte di quegli atleti prendeva, come parte del loro programma, pillole conosciute come steroidi anabolizzanti. Una volta che questo si venne a sapere, la reazione generale fu di accantonare la ginnastica isometrica come una moda che funzionava solo se combinata con l'uso di testosterone sintetico. Questo significava fare di tutta l'erba un fascio, dato che si possono portare esempi estremamente concreti dei benefici della ginnastica isometrica sulla costruzione della forza.

La più convincente difesa della ginnastica isometrica, e quella che convinse Bruce Lee a includerla nel suo programma di fitness totale, fu quella di Bob Hoffman, che allenò svariati campioni di sollevamento pesi dal 1932 al 1954. Fu nominato anche commissario tecnico della nazionale di sollevamento pesi degli Stati Uniti per le olimpiadi del 1948 e del 1952, in entrambe le quali ottenne il miglior punteggio (non ufficiale) a squadre.

La concezione di Hoffman era, semplicemente, che la forza è la più importante qualità in ogni tipo di lavoro atletico o fisico: la resistenza (cioè la capacità di esercitare forza per un lungo arco di tempo), la coordinazione, il controllo, l'equilibrio, il senso dello spazio e della distanza, che si ottenevano dagli esercizi di costruzione della forza, sono strade per un rendimento da campione in ogni sport. Più forza, pensava Hoffman, e più capacità di controllare questa forza, nella pratica di un particolare sport, rendevano possibile battere un'altra persona che avesse meno forza.

A questo scopo, Hoffman creò una serie di otto esercizi di base che dovevano essere eseguiti in modo isometrico su un'attrezzatura speciale chiamata power rack.[5] Molte persone si chiedono come un singolo esercizio senza movimento possa produrre risultati comparabili o persino superiori a un esercizio svolto in movimento. Consideriamo i movimenti come i movimenti di sollevamento pesi del curl[6] e del press[7] che Bruce Lee aggiunse nei suoi allenamenti con il bilanciere. Ci vogliono solo uno o due secondi per eseguire un curl dal livello della coscia a quello del mento. La parte più difficile del curl non è l'inizio o la fine, ma la parte in mezzo, dove la leva causa lo sforzo più grande. Tuttavia i muscoli sono in questa posizione solo per una frazione di secondo. Con la contrazione isometrica, i muscoli possono esercitare la forza massima in questa posizione per dodici secondi; quindi, in teoria, una persona poteva sviluppare tanta forza quanta quella di 12 ripetizioni fatte nel modo convenzionale.

Hoffman sottolineò che chi si allena deve essere sicuro di esercitare continuativamente e coscientemente tutta la pressione possibile sulla sbarra fissata. Dato che non c'è nessun movimento vero e proprio, i risultati non sono osservabili, mentre si fa l'esercizio, e bisogna assicurarsi di non rilassarsi. Bruce Lee riteneva che fosse necessario ogni volta il massimo dello sforzo, quindi si concentrava completamente nel generare una tensione di questo tipo mentre eseguiva ogni movimento.

Ci sono tre posizioni base nell'esecuzione convenzionale degli esercizi isometrici: una otto centimetri sopra la posizione di partenza, una otto centimetri sotto la posizione finale, e una posizione intermedia. In un movimento completo di bi-

[5] Vedi nota 3.

[6] Curl: esercizio di sollevamento pesi fatto con una o due mani, nel quale un peso tenuto all'altezza della coscia o a lato del corpo viene alzato al petto o alla spalla e abbassato senza muovere la parte superiore delle braccia, le spalle e la schiena.

[7] Press: esercizio di sollevamento pesi nel quale il peso viene alzato a livello della spalla e poi velocemente spinto sopra la testa senza muovere le gambe.

lanciere, la resistenza del peso è massima solo per una frazione di secondo, ma nella pratica della contrazione isometrica, la resistenza viene applicata con la massima forza dai nove ai dodici secondi nella posizione più difficile. Questo è il motivo fondamentale dei rapidi aumenti di forza che si ottengono con la pratica della ginnastica isometrica e uno dei motivi per cui Bruce Lee ne aveva un'opinione così buona.

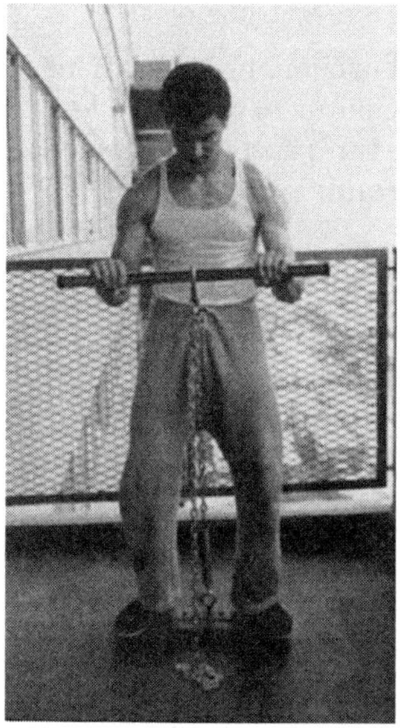

Oltre a usare la sua power rack, a Lee piaceva anche lavorare con un attrezzo isometrico portatile che era stato costruito per lui da un suo allievo, George Lee. Questa apparecchiatura gli consentiva di spingere, tirare, fare curl e press. La foto in questa pagina mostra Lee che regola la sbarra attaccata a una catena che a sua volta è agganciata a un blocco di legno sul quale sta in piedi lui stesso, rendendolo quindi immobile.

Alcuni suggerimenti sull'esecuzione degli esercizi isometrici

1. Non fatene troppi! Una ripetizione di 8 movimenti è sufficiente.
2. Impegnatevi coscientemente a mettere il massimo dell'impegno per ciascun esercizio (la cui durata deve essere compresa tra i 6 e i 12 secondi).
3. Dovreste riuscire a completare i vostri esercizi isometrici in 15-20 minuti. Assicuratevi di non riposarvi troppo fra i movimenti.
4. Tenete sempre un resoconto accurato dei vostri allenamenti e registrate i vostri progressi.

Gli otto esercizi base

1. SPINTA BLOCCATA

Posizionate la sbarra circa cinque centimetri sotto la posizione di blocco, con le braccia completamente distese sopra la testa. Afferrate la sbarra, tenendo le braccia alla larghezza delle spalle, guardate dritto avanti, contraete le gambe, i fianchi e i muscoli della schiena, e spingete la sbarra il più forte possibile per un tempo da 6 a 12 secondi.

2. SPINTA D'INIZIO

Posizionate i blocchi all'altezza del mento. Usate la stessa presa dell'esercizio 1. Contraete di nuovo le gambe, i fianchi e i muscoli della schiena, guardate dritto avanti a voi e spingete la sbarra il più forte possibile per un tempo da 6 a 12 secondi.

3. SULLE PUNTE

Posizionate la sbarra a un'altezza tale per cui sia appena sopra il collo e le spalle quando siete davanti a essa con la schiena dritta. Tenete le ginocchia e i fianchi contratti, la schiena dritta, e la testa leggermente piegata all'indietro. Posizionate le mani sulla sbarra in una posizione comoda. Sollevatevi sulle dita dei piedi e spingete la sbarra il più forte possibile per un tempo da 6 a 12 secondi.

4. TIRARE

Posizionate la sbarra a un'altezza di circa 16 centimetri sotto la vita. Assicuratevi di usare la stessa presa degli esercizi 1 e 2. Sollevatevi leggermente sulle dita dei piedi, alzate di poco lo sguardo, piegate le braccia e tirate per quanto possibile per un tempo da 6 a 12 secondi.

5. PIEGAMENTO PARALLELO

Posizionate la sbarra sulla power rack a un'altezza tale per cui poggi dietro il collo e sulle spalle quando siete piegati con le cosce parallele al pavimento. Posate le mani sulla sbarra in una posizione comoda e sollevatevi, spingendo il più possibile con le gambe per un tempo da 6 a 12 secondi.

6. SCROLLATA DI SPALLE

Posizionate la sbarra della power rack all'altezza delle vostre mani con le braccia completamente distese verso il basso. Afferrate la sbarra tenendo le mani alla larghezza delle spalle. Spingete in alto le vostre spalle il più possibile per un tempo da 6 a 12 secondi. Tenete le braccia e le gambe completamente estese.

7. SOLLEVAMENTO A PESO MORTO

Posizionate la sbarra a un'altezza di circa 5 centimetri sotto le ginocchia mentre la tenete in mano. Tenendo le mani alla larghezza delle spalle, alzate la testa, abbassate i fianchi e tenete la schiena piatta, spingete forte sulle gambe e tirate verso l'alto per un tempo da 6 a 12 secondi.

8. PIEGAMENTO A UN QUARTO

Posizionate la sbarra 10 centimetri sotto l'altezza a cui sarebbe se, stando in piedi, aveste la sbarra stessa dietro la nuca e sulle spalle. Afferrate la sbarra con le mani in una posizione comoda e spingete contraendo il più possibile i muscoli delle cosce per un tempo da 6 a 12 secondi. Tenete la testa dritta, la schiena piatta e i talloni a terra.

La rana

A Bruce Lee piaceva eseguire un esercizio chiamato la «rana» dopo aver completato una sessione di esercizi di ginnastica isometrica. Questo movimento serviva a distendere la parte inferiore della schiena, a far lavorare gli addominali e i flessori dei fianchi, e si dimostrò essere un buon esercizio di rilassamento. Subito dopo aver fatto il piegamento a un quarto, Lee metteva la sbarra nella posizione più alta del rack e si appendeva con le mani mentre tirava su le ginocchia per una serie finale di 10 o 20 ripetizioni. L'allenamento di ginnastica isometrica riportato in precedenza è identico a quello che Bruce Lee incluse nel suo programma di allenamento. Lee eseguiva ciascun esercizio una volta al giorno. Credeva che eseguirne di più avrebbe rallentato o arrestato il suo miglioramento. Di solito ci vogliono una o due settimane per capire qual è la frequenza giusta di questo tipo di allenamento, quindi non abbandonate dopo pochi giorni se vi sembra che non vi stia aiutando. Dovreste notare un miglioramento evidente nel giro di un mese o due.

Lee modificò anche gli esercizi isometrici che eseguiva in modo da migliorare la sua tecnica di chi sao.[8] Sistemava la sbarra sui supporti all'altezza dello sterno. Da qui, Lee faceva due passi indietro e spingeva i suoi avambracci contro la sbarra il più forte possibile, sostenendo questa contrazione massima per dodici secondi. Questo gli permetteva di «far scorrere la sua energia» attraverso gli avambracci e lo aiutava a sviluppare in essi un incredibile potenza e sensibilità.

Lee, inoltre, usava ogni tipo di esercizi che producessero forza e tutti i tipi di attrezzatura, fra cui cavi, macchine di compressione e attrezzi a molla. Credeva fermamente che non vi fosse un unico modo di aumentare la propria forza. Come tutte le cose relative all'apprendimento e all'autoconoscenza, la forza era un processo di crescita personale che poteva essere coltivato solo col tempo e col duro lavoro.

[8] Tecnica di gong fu eseguita in coppia che sviluppa la sensibilità e la reattività.

3
L'INTRODUZIONE DEI BILANCIERI: L'ALLENAMENTO DI BODYBUILDING DEL PRINCIPIANTE

Poco dopo il suo combattimento con l'esperto di arti marziali cinese a Oakland, Bruce Lee fu stimolato a imparare altri modi per incrementare la propria forza. A questo scopo, si confrontò con due persone fidate che non erano solo suoi allievi, ma soprattutto suoi amici: James Jim Lee e Allen Joe.

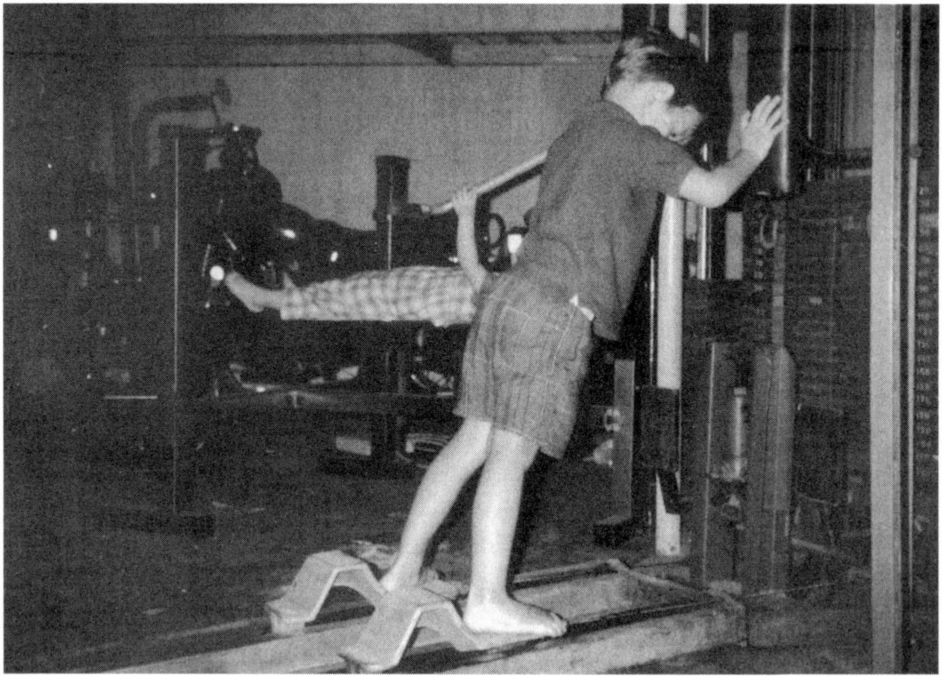

Entrambi erano due esperti bodybuilder che avevano sviluppato fisici imponenti grazie al loro impegno nel «pompare acciaio». Allen Joe aveva vinto numerose competizioni di bodybuilding e si era allenato al fianco di bodybuilder leggendari come Steve Reeves, sotto l'occhio vigile del noto proprietario di palestre Ed Yarrick.

«James Lee e io» disse Allen Joe «spiegammo a Bruce le basi delle tecniche di sollevamento pesi. Ci allenavamo con esercizi base come piegamenti, pullover e curl di tre serie ciascuna. Niente di spettacolare, ma lo stavamo solo facendo iniziare. Gli insegnammo l'allenamento di base.» Mentre eseguiva questo programma di base, il corpo di Bruce Lee diventò più forte e i suoi muscoli del torso iniziarono a tendere le magliette. Quando vide i risultati del suo nuovo programma di allenamento, sollevare pesi divenne una parte della vita di Lee. L'unico resoconto del suo allenamento con sovraccarichi durante questo periodo è un modulo che compilò al Hak Keung Gymnasium in una visita a Hong Kong, nel 1965.

Oltre a rivolgersi ai suoi amici, Lee leggeva voracemente ed era sempre occupato a testare teorie di cui aveva sentito parlare o a elaborare il suo personale allenamento di bodybuilding. Lee realizzò alcune verità fondamentali sul costruire il proprio corpo, che mise per iscritto:

> L'allenamento con i pesi è un elemento di grande stimolo per i muscoli, dato che li fa crescere in dimensioni e in forza. Questo è il motivo per cui l'allenamento con i pesi viene spesso assimilato a un esercizio di bodybuilding.
>
> Dato che l'allenamento con i pesi è basato sulle ripetizioni, consuma una notevole energia. Quindi, l'allenamento con i pesi dovrebbe essere eseguito solo e solamente un giorno su due.

Lee stava attento a praticare con cautela il suo allenamento con i pesi. Non voleva semplicemente sviluppare muscoli più grandi, il che non sarebbe servito ai suoi scopi come esperto di arti marziali. Così prendeva appunti in modo da ricordare tutte le altre qualità fisiche di cui aveva bisogno per bilanciare il suo allenamento di bodybuilding:

> L'atleta che sta costruendo i propri muscoli attraverso l'allenamento con i pesi dovrebbe assicurarsi di lavorare allo stesso tempo sulla velocità e sulla flessibilità.
>
> I miei muscoli si sono sviluppati principalmente grazie alla pratica delle arti marziali, il che è diverso dall'allenarsi allo scopo di avere muscoli come quelli di un bodybuilder.

Quindi Lee formulò un semplice programma di bodybuilding da tre volte alla settimana con particolare attenzione ai gruppi muscolari che avrebbe usato più spesso come esperto di arti marziali: le gambe, i tricipiti, i bicipiti e gli avambracci. Per la soddisfazione di Lee, il suo programma si rivelò incredibilmente efficace.

Quanto efficace? In soli 44 giorni (dal 27 maggio al 10 luglio 1965) e dopo un totale di 14 allenamenti, Bruce Lee registrò i seguenti miglioramenti:

- un aumento di 6,3 centimetri del torace «rilassato»
- un aumento di 0,6 centimetri del collo
- un aumento di 1,9 centimetri di entrambi i bicipiti
- un aumento di 1,9 centimetri dell'avambraccio sinistro
- un aumento di 1,2 centimetri dell'avambraccio destro
- un aumento di 1,2 centimetri dei polsi
- un aumento di 3,8 centimetri della coscia destra
- un aumento di 3,1 centimetri della coscia sinistra
- un aumento di 1,5 centimetri del polpaccio sinistro
- un aumento di 1,2 centimetri del polpaccio destro
- una diminuzione di 1,2 centimetri della vita

Sono risultati spettacolari, a prescindere dal livello di esperienza e di allenamento di una persona. Un principiante senza alcuna preparazione che intraprendesse questo programma potrebbe aspettarsi di vedere risultati sensazionali (quanto sensazionali dipende anche da una certa predisposizione genetica), dato che passare da un rendimento muscolare «zero» al tipo richiesto da questo programma richiederebbe un enorme salto di qualità, fisiologicamente parlando, nel proprio corpo. Tuttavia, se considerate che quando intraprese questo programma Bruce Lee era già un atleta in buona condizione abituato alle pratiche di allenamento e lo associate al fatto che questi risultati arrivarono in meno di due mesi, potete valutare quanto questo programma sia realmente efficace! Quello che segue è l'allenamento specifico che Bruce Lee creò per ottenere dei risultati così impressionanti.

Il programma di allenamento con i pesi

Anche se ciascuno di questi esercizi è spiegato dettagliatamente nei capitoli seguenti, i movimenti di ciascuno di essi sono spiegati in sintesi qui di seguito.

1. PIEGAMENTI: 3 SERIE DA 10 RIPETIZIONI

I piegamenti sviluppano il gruppo muscolare dei quadricipiti (nella parte anteriore delle cosce), i glutei, i flessori dei fianchi, i tendini, i polpacci, la parte inferiore della schiena, il trapezio, gli addominali (come stabilizzatori) e le spalle. Il gruppo dei quadricipiti è il più potente del corpo e questi muscoli possono sopportare una grande mole di lavoro. Non solo l'esercizio aumenterà di molto la dimensione e la potenza delle cosce, ma la forte ventilazione causata dal movimento aiuta a migliorare la definizione corporea. Posizionate un bilanciere sulle spalle e abbassatevi in posizione completamente accovacciata cercando di non inclinare la schiena. Da questa posizione portatevi a una posizione completamente eretta. Ripetete per 3 serie da 10 ripetizioni.

2. FRENCH PRESS: 4 SERIE DA 5 RIPETIZIONI

La french press sviluppa i tricipiti (nella parte posteriore del tratto superiore delle braccia). Potete stare in piedi o sedervi, come siete più comodi. Posizionate le mani sulla barra di un bilanciere, a due palmi circa di distanza. Sollevate la sbarra sopra la vostra testa e abbassatela dietro il collo. State attenti a mantenere la parte superiore delle braccia vicina ai lati della testa. Dalla posizione abbassata, spingete il peso al di sopra della vostra testa muovendo gli avambracci senza aprire i gomiti.

3. CURL INCLINATO: 4 SERIE DA 6 RIPETIZIONI

Inclinare il corpo isola sui bicipiti (cioè sulla parte anteriore del tratto superiore delle braccia) lo stress del movimento di curl. Con un manubrio in ciascuna mano sdraiatevi su una panca inclinata. Lasciate che i pesi allunghino le braccia finché queste arrivano alla massima distensione. Da lì, piegate i pesi verso le vostre spalle. Ritornate alla posizione iniziale e ripetete finché non avete completato 4 serie da 6 ripetizioni.

4. CURL CONCENTRATO: 4 SERIE DA 6 RIPETIZIONI

Il curl concentrato serve a sviluppare ulteriormente i vostri bicipiti. Sedetevi su una panca con un manubrio nella mano destra e il gomito puntato contro la coscia destra. Sollevate il peso fino alla vostra spalla. Fate questo movimento lentamente e guardate i vostri bicipiti mentre lavorate. Eseguite sei ripetizioni. Poi trasferite il peso sull'altro braccio, rovesciate la vostra posizione di piegamento in modo che il vostro gomito sinistro sia fissato contro l'interno del vostro ginocchio sinistro, e sollevate il peso per 6 ripetizioni. Ripetete questo processo alternativamente finché non avete svolto 4 serie da 6 ripetizioni per braccio.

5. FLESSIONI: 3 SERIE DA 10 RIPETIZIONI

Le flessioni sono ottime per il petto, le spalle e la parte posteriore del tratto superiore del braccio (i tricipiti). Posizionate le mani alla larghezza delle spalle. Tenete il corpo perfettamente dritto ed espirate mentre spingete in alto il vostro corpo finché le braccia sono dritte. Fermatevi. Inspirate mentre abbassate il corpo verso terra, lasciando che solo il petto tocchi, dato che il corpo è parzialmente sostenuto dalle dita dei piedi. Ripetete per 3 serie da 10 ripetizioni.

6. CURL A DUE MANI (CON BILANCIERE): 3 SERIE DA 8 RIPETIZIONI

Questo è un movimento base del bilanciere che genera un incredibile aumento di massa e potenza nei bicipiti. Iniziate con le braccia distese verso il basso. Sollevate la sbarra verso l'alto, portandola il più vicino possibile alle spalle. La parte superiore del corpo non dovrebbe muoversi e fate attenzione a non flettere all'indietro la schiena. Ripetete per 3 serie da 8 ripetizioni.

7. ALLUNGAMENTO DEI TRICIPITI: 3 SERIE DA 6/8 RIPETIZIONI

L'allungamento dei tricipiti è una versione a un braccio della french press. Iniziate con un bilanciere tenuto alla distanza di un braccio sopra la testa. Abbassate il bilanciere alla nuca, tenendo il bicipite il più vicino possibile alle orecchie. (Questo ridurrà al minimo il movimento della parte superiore del braccio, il che farà aumentare rapidamente i risultati.) Da questa posizione, riportate il bilanciere alla distanza di un braccio sopra la vostra testa. Contraete i tricipiti mentre eseguite il movimento. Abbassate e ripetete fino a quando non avrete completato 3 serie da 6 o 8 ripetizioni.

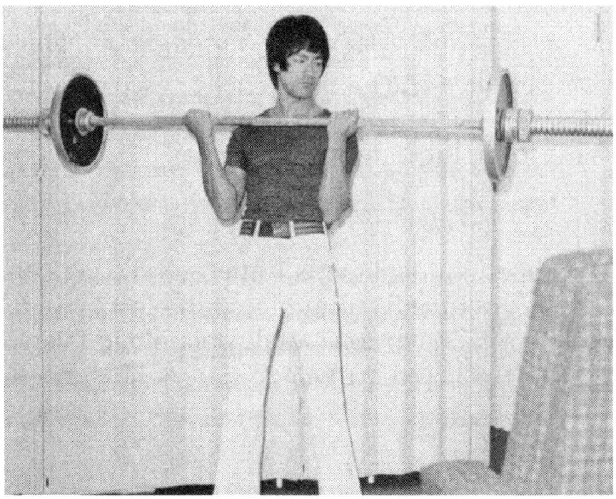

8. CERCHI CON MANUBRIO: 4 SERIE DA QUANTE PIÙ RIPETIZIONI POSSIBILI

Questo esercizio rafforza i polsi, gli avambracci, i bicipiti, i tricipiti e i muscoli brachiali. I manubri vengono roteati simultaneamente in cerchi verticali davanti al corpo, coi polsi all'infuori che girano in senso orario e antiorario. Eseguite quante più serie possibili (Bruce scrisse «infinite»).

9. CURL INVERTITI (MANUBRIO): 4 SERIE DA 6 RIPETIZIONI

Il curl invertito ha effetti sui muscoli superiori ed esterni dell'avambraccio, sui muscoli brachiali e sui bicipiti. State in piedi con le braccia lungo i fianchi e i manubri appoggiati alla parte superiore delle cosce. Spingete la parte superiore delle braccia contro i lati della vostra cassa toracica. Senza permettere al torso di muoversi in avanti o indietro, sollevate lentamente i manubri verso l'alto con un arco semicircolare, dalla parte superiore delle vostre cosce fino a un punto appena sotto il vostro mento. Stringete i vostri avambracci il più forte possibile per un momento, poi abbassate lentamente il peso lungo lo stesso arco descritto fino ad arrivare al punto d'inizio. Ripetete per 4 serie da 6 ripetizioni.

10. CURL CON IL POLSO (A SEDERE): 4 SERIE DI QUANTE PIÙ RIPETIZIONI POSSIBILI

Il curl con il polso si concentra sul centro degli avambracci, o muscoli flessori. Con gli avambracci appoggiati alle cosce, con i palmi delle mani rivolti verso l'alto e posizionati sopra le ginocchia, afferrate un bilanciere con le dita e poi piegate i polsi quanto più possibile. Abbassate il peso e ripetete per 4 serie di quante più ripetizioni possibili.

11. ADDOMINALI: 5 SERIE DA 30 RIPETIZIONI

Questo esercizio è un buon allenamento per l'intera area degli addominali. Con le ginocchia piegate (per far sì che i muscoli delle cosce non aiutino nella spinta) e con le mani sulla nuca, sollevate la parte superiore del corpo finché la vostra testa non tocca le ginocchia. Ripetete per 5 serie da 30 ripetizioni.

12. SOLLEVAMENTO SUI POLPACCI: 5 SERIE DA 20 RIPETIZIONI

I sollevamenti sui polpacci aumentano la dimensione e la potenza dei polpacci. State in piedi con le dita dei piedi su un blocco. Il blocco dovrebbe essere abbastanza alto da permettere un'estensione totale dei polpacci verso il basso. Bloccate le ginocchia e piegate i polpacci finché non siete sulle punte dei piedi. Ripetete per 5 serie da 20 ripetizioni.

4
IL PROGRAMMA DI SVILUPPO GENERALE

> Se state parlando di sport, è una cosa. Ma quando si parla di combattimento – per via della sua natura – be' allora, bellezza, è meglio che alleni ogni parte del tuo corpo.
>
> *Bruce Lee*

Non molto dopo aver scoperto i benefici che si potevano ottenere dal bodybuilding e dall'allenamento sulla forza, Bruce Lee decise che doveva bilanciare il proprio lavoro sulla forza sottoponendo ogni gruppo muscolare del suo corpo a esercizi progressivi di resistenza. Tuttavia, disse una volta a un intervistatore di Hong Kong, «i miei muscoli sono sviluppati grazie al mio allenamento nelle arti

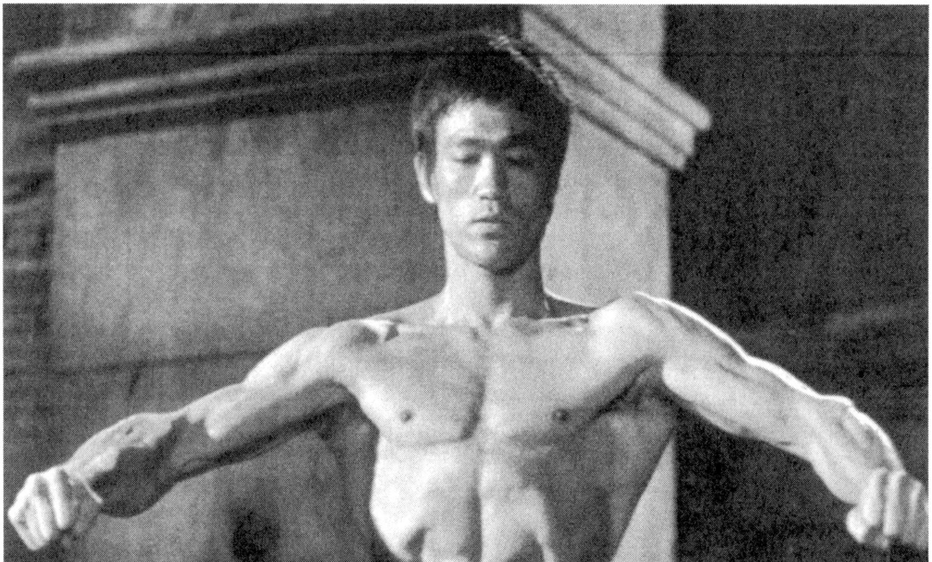

marziali; è un tipo di allenamento diverso da quello eseguito allo scopo di avere muscoli grossi da bodybuilder». Mentre questo è sicuramente vero, è anche ovvio che Bruce Lee considerava l'allenamento supplementare – fra cui l'allenamento con i pesi – parte integrante del «vero allenamento nelle arti marziali». Tuttavia, mentre l'allenamento con i pesi era incluso nel suo programma di allenamento, ci sono poche prove che Lee svolgesse esercizi di isolamento come quelli eseguiti dai bodybuilder più competitivi (a eccezione dei curl Zottman, che praticava seduto al tavolo mentre leggeva o mentre guardava la televisione per sviluppare gli avambracci). Infatti, quando Lee ideava i programmi di sviluppo dei muscoli sia per sé sia per i suoi allievi, sottolineava sempre l'importanza degli esercizi composti – cioè di esercizi che richiedevano due o più gruppi muscolari per la loro esecuzione. Il ragionamento di Lee era semplice: voleva armonia fra tutti i suoi gruppi muscolari in modo che potessero generare potenza insieme, e questa sarebbe stata combinata per raggiungere un singolo obiettivo, che fosse l'esecuzione di un pugno o di un calcio o la schivata di un colpo. Dato che questo obiettivo era così fermamente presente nella mente di Lee, concepì un programma di allenamento che lo aiutasse a sviluppare tutti i gruppi muscolari collettivamente e anche a estendere percorsi neuro-muscolari che avrebbero abituato i vari muscoli del suo corpo a lavorare insieme.

A questo scopo, Lee sviluppò il seguente programma (generale) di sviluppo, che doveva essere seguito tre giorni alla settimana (martedì, giovedì e domenica) e che consisteva in quelli che considerava gli esercizi migliori per ciascun gruppo muscolare. Lee non lasciò resoconti esatti dei pesi, delle serie e delle ripetizioni che adottò in questo particolare programma, ma ci sono annotazioni nei più dettagliati appunti di allenamento sui pesi che ha lasciato, oltre ai ricordi dei suoi allievi, i quali indicano che 2 serie da 8 a 12 ripetizioni era la formula più probabile. L'unica eccezione era l'allenamento per le gambe, che Lee riteneva avesse bisogno di più ripetizioni.

Il programma di sviluppo generale

1. BRACCIA

a. *Clean and press:*[9] 2 serie da 8 a 12 ripetizioni. Questo esercizio era una delle basi del programma di allenamento sui pesi di Bruce Lee quando abitava a Bel Air. È un esercizio estremamente efficace perché effettivamente fa lavorare ogni gruppo

[9] *Clean and press*: consiste in due movimenti, il primo in cui si alza la sbarra alle spalle da una posizione rannicchiata e la seconda in cui la si alza sopra la testa tenendo la schiena dritta.

muscolare del corpo (e particolarmente le spalle, i bicipiti e i tricipiti). Lee si accorse che il *clean and press* faceva un lavoro così approfondito di riscaldamento dei muscoli che iniziava quasi sempre il suo programma con questo esercizio. Facendo questo, non solo allenava bene le braccia e le spalle, ma scaldava anche parti del corpo che avrebbe usato in altri momenti durante l'allenamento.

Per eseguire correttamente il *clean and press* i vostri piedi dovrebbero essere all'incirca alla larghezza delle spalle, dato che in questa posizione otterrete un spinta di gambe mentre tirate il peso verso il petto. Il collo del piede deve essere sotto la sbarra e le vostre gambe devono essere piegate, ma non al punto da avere le cosce parallele a terra. La vostra schiena dovrebbe restare sempre diritta. Le mani devono afferrare la sbarra poco oltre la larghezza delle spalle e le braccia devono essere perfettamente dritte, dato che la prima spinta viene prodotta dalle gambe e dai muscoli della schiena. Mentre sollevate la sbarra da terra, il peso deve essere ben bilanciato su entrambi i piedi senza essere spostato né avanti né indietro. Il movimento deve essere molto vigoroso, con le gambe e la schiena che si estendono velocemente. Tirate forte e poi flettete leggermente le ginocchia in modo da portare la sbarra al petto. Tutto viene fatto con un veloce movimento continuo. Mentre stendete le gambe, tirate indietro il mento. Il mento va tirato indietro per due motivi: primo, per evitare di colpirlo mentre sollevate la sbarra; secondo, perché così facendo lavorerete con la colonna vertebrale in posizione corretta e ridurrete il rischio di infortuni. Da questa posizione spingete la sbarra sopra la testa finché le vostre braccia non saranno completamente estese. Abbassate la sbarra al petto e poi per terra in un movimento unico. Ripetete per 2 serie da 8 a 12 ripetizioni.

b. *Curl*: 2 serie da 8 a 12 ripetizioni. Il curl è l'antenato di tutti i costruttori di bicipiti, ma poche fra le persone che si allenano – inclusi alcuni campioni di bodybuilding – sanno eseguire correttamente il movimento. Secondo Bruce Lee, dovete afferrare il bilanciere con una presa alla larghezza delle spalle, e stare in piedi con le braccia distese sopra le cosce e i gomiti diritti. Mentre mantenete questa posizione, sollevate lentamente il peso verso le spalle piegando i gomiti e tenendo ferma la parte superiore delle spalle. Portate la sbarra fino al mento e contraete i muscoli, assicurandovi di eseguire la contrazione massima per almeno due secondi, prima di abbassare lentamente la sbarra fino alla posizione di partenza. Ricordatevi di inspirare mentre il peso viene alzato e di espirare mentre il peso viene abbassato. Ripetete per 2 serie da 8 a 12 ripetizioni.

2. SPALLE

a. *Distensioni dietro il collo*: 2 serie da 8 a 12 ripetizioni. È un esercizio che Bruce Lee eseguiva spesso durante i suoi allenamenti per rinforzare i deltoidi o muscoli delle spalle. Questo esercizio può essere eseguito in piedi o da seduti; Lee lo eseguiva in entrambi i modi: in piedi se si allenava con un bilanciere, seduto se si allenava sulla sua Marcy Circuit Trainer a Hong Kong. Dato che Lee registrò questo esercizio prima di acquisire la Marcy, ci concentreremo sull'esecuzione col bilanciere.

Afferrando il bilanciere con una presa alla larghezza delle spalle, portatelo da terra alle spalle con un solo movimento in modo che si appoggi sulla parte superiore del petto, dove si congiungono sterno e clavicole. Tenendo il torso perfettamente dritto, spingete il bilanciere lungo un arco vicino al viso fino a sollevarlo con le braccia tese sopra la testa. Poi abbassate il bilanciere dietro la nuca finché non si appoggi, per poco, ai vostri trapezi (alla base del collo), poi spingetelo sopra la testa fino a distendere le braccia. Ripetete l'abbassamento e il sollevamento in un movimento continuo per 2 serie da 8 a 12 ripetizioni.

b. *Vogatore in piedi*: il vogatore in piedi si concentra particolarmente sul trapezio e sui muscoli deltoidi anteriori, ma porta benefici anche ai muscoli superiori della schiena coinvolti nel movimento e alle braccia. Afferrate il bilanciere con i palmi delle mani rivolti verso voi stessi. Con le mani vicine, distendete completamente le braccia in modo che il bilanciere sia fermo sopra le vostre cosce. Sollevate la sbarra lungo l'addome e il petto fino alla gola o al mento. Le gambe e il corpo devono rimanere dritti durante l'esercizio. Ripetete questo movimento per 2 serie da 8 a 12 ripetizioni.

3. GAMBE

a. *Squat:*[10] 2 serie da 12 a 20 ripetizioni. Per Bruce Lee l'esercizio principale per le gambe era il piegamento con il bilanciere – e a ragione. Il piegamento non solo rinforza tutti i muscoli delle cosce, ma ha anche un effetto molto incisivo su tutto il sistema respiratorio, e cuore e polmoni forti sono di grande importanza per qualsiasi atleta. Quindi, lo squat sviluppa gambe, petto e resistenza. State in piedi, con i piedi alla larghezza delle spalle. Con un bilanciere sulle spalle dietro la nuca, piegate le ginocchia e abbassatevi fino a toccare i glutei con i talloni. Ritornate immediatamente alla posizione eretta. Inspirate profondamente appena prima di piegare le ginocchia, ed espirate mentre vi riportate alla posizione eretta. Riempite i polmoni un paio di volte prima di ogni ripetizione. È fondamentale che la schiena rimanga diritta. Tenete i talloni a terra per l'intera durata dell'esercizio. Se fate fatica a tenere i talloni al pavimento, sollevateli con un'assicella di legno. Ripetete per 2 serie da 12 a 20 ripetizioni.

[10] Squat: piegamento.

b. *Respirazione*: Bruce Lee riteneva che la respirazione durante lo squat avesse un impatto notevole sulla sua efficacia. Aveva notato che era utile fare un respiro profondo prima del piegamento delle ginocchia e trattenere il fiato finché non si era di nuovo in posizione eretta. Dopo essersi riportati in posizione eretta, si deve fare una serie di respiri veloci e profondi prima di ogni ripetizione. Lee non credeva che si dovesse limitare al naso la propria respirazione, quindi aprite la bocca e fate entrare quanta più aria possibile.

4. SCHIENA

Vogatore: 2 serie da 8 a 12 ripetizioni. Secondo Ted Wong e Herb Jackson, che si sono allenati spesso con Bruce Lee, uno dei suoi esercizi preferiti per i gran dorsali era il vogatore con il bilanciere piegato all'indietro. Per eseguire questo esercizio, afferrate il bilanciere, posizionate i piedi a circa 20 centimetri di distanza e piegatevi in avanti tenendo la schiena il più diritta possibile. Rimanete in questa posizione. Tirate il bilanciere fino alla parte inferiore del petto piegando le braccia e spingete i gomiti all'indietro come se steste remando. La sbarra dovrebbe alzarsi fino a toccare le ultime costole. Inspirate durante il sollevamento ed espirate quando abbassate il peso. Ripetete per 2 serie da 8 a 12 ripetizioni.

5. PETTO

a. *Bench press:*[11] 2 serie da 8 a 12 ripetizioni. Uno degli esercizi centrali di tutto l'allenamento e del lavoro sulla forza di Bruce Lee. La *bench press* può essere eseguita per terra, ma è meglio eseguirla su una panca, in modo da distendere completamente le braccia e il petto senza limitare il movimento. Per eseguire correttamente l'esercizio di *bench press*, stendetevi su una panca in modo che le spalle siano ferme contro di essa. Stendete le braccia con una sbarra in mano, con una presa relativamente larga. Abbassate la sbarra fino al petto, e poi sollevatela sopra la testa stendendo le braccia, assicurandovi che rimanga abbastanza in alto sopra il petto e non si muova verso l'addome quando viene abbassata. Fate un respiro profondo mentre abbassate la sbarra al petto ed espirate mentre completate la spinta con le braccia distese. Questo è un esercizio molto efficace per il petto, i pettorali e i tricipiti e alcuni muscoli della schiena. È uno degli esercizi di base consigliati per gli atleti di tutti gli sport. Tenete conto che in tutti gli esercizi svolti sdraiati su una panca è opportuno sollevare le ginocchia e portarle vicino al petto, in modo da ridurre i rischi di lesioni dovute all'inarcamento della schiena.

[11] *Bench press*: distensioni su panca piana.

b. *Pullover*: 2 serie da 8 a 12 ripetizioni. Il pullover con le braccia piegate è uno degli esercizi più efficaci per il ponte fra i muscoli della schiena e del petto. Per eseguire correttamente questo esercizio, sdraiatevi su una panca piana e afferrate il bilanciere. Tenete la sbarra con le braccia distese sopra il petto, con i gomiti leggermente piegati. Da questa posizione, abbassate le braccia dietro la testa, tenendo i gomiti leggermente piegati, finché non sentite il massimo allungamento nei muscoli gran dorsali della schiena. A questo punto riportate la sbarra alla posizione iniziale sopra il petto. È preferibile che inspiriate mentre la sbarra viene portata alla posizione di massima estensione ed espiriate mentre viene riportata sopra il petto. Ripetete per 2 serie da 8 a 12 ripetizioni.

5
IL PROGRAMMA DI 20 MINUTI PER LA FORZA E LA DEFINIZIONE

Soprattutto, non truffate in nessun esercizio; usate il peso che riuscite a maneggiare senza sforzo eccessivo.

Bruce Lee

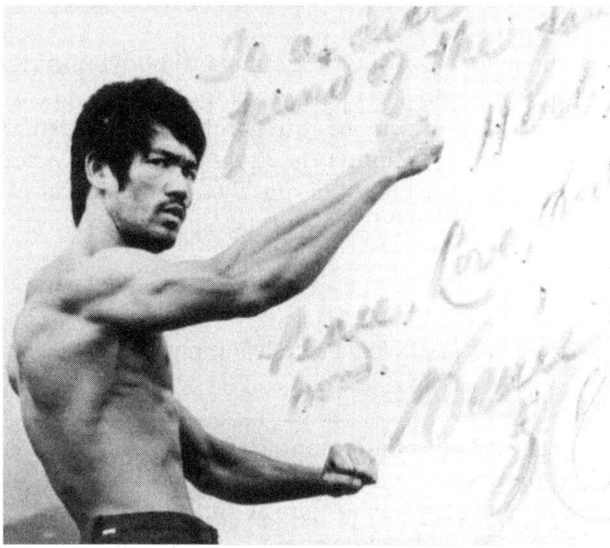

Continuando nella sua indagine sulla fisiologia umana e sulla risposta del suo corpo all'esercizio, Lee gradualmente ridefinì il programma di sviluppo generale delineato nel capitolo 4. Fedele alla sua filosofia del jeet kune do, Lee iniziò un processo di selezione, scartando gli esercizi che pensava non fossero necessari per ottenere il massimo dal minimo – la definizione di Lee di «semplicità». Lee ridusse i pesi e le bevande ultraproteiche e il suo peso si stabilizzò a 61 chili perfettamente cesellati.

Col passare del tempo, Bruce Lee definì un nuovo programma, che mantenne, essenzialmente invariato, per il resto della sua vita. E passò anche l'enfasi che aveva posto sullo sviluppo delle braccia nella sua routine con il bilanciere. Il programma si inseriva nella sua routine da tre giorni a settimana, che Lee sentiva rispondere perfettamente ai suoi bisogni. Inoltre, dato che il suo programma implicava quasi esclusivamente movimenti composti (il che significava anche pesi molto più elevati e di conseguenza un consumo molto maggiore di energia), divenne ancor più fondamentale avere momenti di recupero o giorni di pausa fra le sessioni di allenamento. Scriveva Lee: «Dato che l'allenamento con i pesi è basato sulle ripetizioni, bisogna esercitare una grande quantità di forza. Quindi, l'allenamento con i pesi deve essere eseguito solo a giorni alterni».

Il programma a giorni alterni che Lee aveva creato lo impegnava nell'allenamento con i pesi martedì, giovedì e sabato, mentre il lunedì, il mercoledì, il venerdì e le domeniche erano liberi, in modo da poter curare anche il riposo e la crescita. Dato che l'allenamento con i pesi richiede una grande quantità di energia, il tempo di recupero e le giornate di riposo fra gli allenamenti sono necessari per permettere al corpo di riposarsi completamente.

Lee definì il suo programma di bodybuilding in modo che non cadesse in giorni in cui era impegnato in allenamenti di resistenza o di arti marziali. E uno dei benefici del suo nuovo programma – a parte gli ovvi risultati che raggiunse – fu il fatto che ci volevano solo 20 minuti per eseguirlo!

Lee incorporò tre principi fondamentali del suo programma di bodybuilding: lo stretching per la flessibilità, l'allenamento con i pesi per la forza, l'attività cardiovascolare per il cuore e il sistema respiratorio. In altre parole, è stato il primo ad allenarsi in modo incrociato. Il suo programma da 20 minuti serviva a costruire e mantenere il fisico che Lee mostrava nei suoi film *Il furore della Cina colpisce ancora* (*The Big Boss*), *Dalla Cina con furore* (*Fist of Fury*) e *L'urlo di Chen terrorizza anche l'Occidente*.

Il programma da 20 minuti per la forza e la definizione

1. CLEAN AND PRESS: 2 SERIE DA 8 RIPETIZIONI

Iniziate questo esercizio afferrando un bilanciere olimpico alla larghezza delle spalle. Piegando le ginocchia, inclinatevi in avanti e, con un veloce movimento delle braccia e spinta delle gambe, sollevate il bilanciere al petto e state dritti in piedi. Dopo una breve pausa, spingete il bilanciere sopra la testa con le braccia tese, fate una piccola pausa, e poi riabbassatelo fino alla parte superiore del petto. Dopo un'altra breve pausa, abbassate la sbarra fino a terra. Senza riposarvi, iniziate la seconda ripetizione, continuando finché non avete completato 8 ripetizioni. Per ottenere il massimo vantaggio per l'apparato cardiovascolare, riposatevi per non più di 2 minuti tra una serie e l'altra.

2. SQUAT: 2 SERIE DA 12 RIPETIZIONI

Questa base del bodybuilding era la pietra angolare dell'allenamento di Lee con il bilanciere. Si era appuntato più di venti articoli che riguardavano il piegamento e ne aveva praticate molte variazioni. In questo programma, tuttavia, eseguiva il piegamento in maniera normale. Appoggiando un bilanciere sulle spalle, posizionate i piedi all'incirca alla larghezza delle spalle. Assicuratevi di essere bene in equilibrio, abbassatevi lentamente fino alla posizione di accosciata completa. Usate la forza di cosce, glutei, tendini, polpacci e quadricipiti per riportarvi alla posizione di partenza, dove inizierete la seconda ripetizione, e così via, fino ad arrivare a 12. Ancora una volta, fate solo una breve pausa prima di eseguire la seconda serie.

3. PULLOVER CON IL BILANCIERE: 2 SERIE DA 8 RIPETIZIONI

Non c'è nessun documento scritto che indichi che Bruce Lee eseguisse i pullover con il bilanciere, ma ci sono testimonianze dirette che indicano che Lee spesso si serviva di questa tecnica nei suoi allenamenti. Del resto, gli articoli delle riviste che leggeva al tempo consigliavano di praticare questo esercizio alternandolo con i sollevamenti alla panca piana, il che soddisfaceva il desiderio di Lee di ottenere il massimo da un dato tempo di allenamento. Le distensioni erano considerate un ottimo modo di costruire muscoli, mentre i pullover erano considerati come «esercizi per espandere la cassa toracica» o esercizi di respirazione. Di conseguenza, alla fine degli anni Sessanta e all'inizio degli anni Settanta si tendeva a incorporare i pullover come un movimento «di coda» delle distensioni.

Per eseguire questo esercizio correttamente, dovete sdraiarvi su una panca piana e afferrare il bilanciere con una presa alla larghezza delle spalle, per poi spingerlo sopra il petto. Da questa posizione, abbassate il bilanciere dietro la testa – assicurandovi di piegare leggermente i gomiti in modo da non sforzare i tendini – finché il bilanciere non sfiora il suolo. Da questa posizione completamente estesa, eseguite lentamente il movimento contrario, contraendo i dorsali, i pettorali e il capo lungo del tricipite. Ripetete per 8 ripetizioni e, dopo una breve pausa, eseguite un'altra serie.

4. BENCH PRESS: 2 SERIE DA 6 RIPETIZIONI

Bruce Lee era in grado di sviluppare un'incredibile muscolatura del petto. È interessante notare come i suoi resoconti personali indichino che l'unico movimento diretto con il bilanciere che eseguiva per il petto durante questo periodo era la buona, vecchia *bench press*. Per eseguire questo esercizio, sdraiatevi su una panca piana e afferrate un bilanciere olimpico con una presa più larga delle spalle, alzate il peso dai ganci di supporto e distendete le braccia. Da questa posizione fissa, abbassate il bilanciere fino al petto, ed espirate mentre lo riportate nella posizione fissa. Ripetete questo movimento per 6 ripetizioni e riponete il bilanciere. Poi, dopo una breve pausa, eseguite la seconda e ultima serie di *bench press*.

5. GOOD MORNING: 2 SERIE DA 8 RIPETIZIONI

È necessaria una premessa riguardo a questo esercizio: Bruce Lee lo eseguiva per rinforzare la parte inferiore della schiena. Ma un giorno, all'inizio del 1970, caricò il bilanciere con 61 chili (che era all'incirca il suo peso al tempo) e – senza riscaldamento – fece 8 ripetizioni. All'ultima ripetizione avvertì una fitta, accompagnata da un «pop». Scoprì in seguito di aver danneggiato il quarto nervo sacrale nella parte inferiore della schiena. Come conseguenza, soffrì di intensi dolori alla schiena per il resto della sua vita. Questo non è per dire che questo esercizio non va fatto: solo assicuratevi di eseguirlo dopo esservi riscaldati a dovere. Lee avrebbe detto in seguito al suo amico e allievo Dan Inosanto: «Non hai bisogno di alcun peso per questo esercizio, usa semplicemente la sbarra da sola». Se desiderate rinforzare la parte inferiore della schiena, la resistenza deve essere applicata in maniera progressiva, il che vuol dire che i pesi vanno usati – ma con attenzione.

Iniziate poggiando il bilanciere sulle spalle e posizionando i piedi alla distanza delle spalle. Piegatevi all'altezza della vita, tenendo le mani sul bilanciere in ogni momento. Continuate a piegarvi finché la vostra schiena forma un angolo di 90 gradi con le cosce, poi riportatevi in posizione eretta. Eseguite 8 ripetizioni, riposatevi brevemente, ed eseguite la seconda serie.

6. CURL CON IL BILANCIERE: 2 SERIE DA 8 RIPETIZIONI

Il curl con il bilanciere è il movimento che più di ogni altro consentì a Bruce Lee di sviluppare in modo così impressionante la muscolatura delle sue braccia e che gli garantì un'incredibile potenza di spinta nella pratica degli esercizi di lap sao. Per eseguire questo movimento correttamente, afferrate un bilanciere olimpico alla larghezza delle spalle, con i palmi delle mani rivolti in avanti. Tenete le ginocchia leggermente piegate, in modo da stabilizzarvi, contraete i bicipiti e sollevate il bilanciere fino a portarlo al livello dei pettorali superiori. Fate una breve pausa nella posizione contratta, poi abbassate lentamente il bilanciere alla posizione di partenza, e ripetete la procedura fino ad arrivare a 8 ripetizioni. Dopo una breve pausa, eseguite la seconda e ultima serie di curl con il bilanciere.

Andare oltre il «programma»

Bruce Lee non si allenava solo con gli esercizi sopra citati, ma includeva anche altre forme di allenamento coi pesi nei suoi allenamenti di arti marziali.

Secondo i ricordi di Inosanto:

> Bruce a volte tirava pugni in aria con dei piccoli pesi nelle mani, e faceva un esercizio nel quale tirava 12 serie di pugni consecutive – 100 pugni per serie – usando un sistema piramidale di pesi da mezzo chilo, un chilo, un chilo e mezzo, due chili e mezzo, tre chili e mezzo e cinque chili, poi percorreva la piramide al contrario fino ad arrivare al carico naturale. Mi ha fatto fare questo esercizio con lui e – mio dio! – che bruciore che ti veniva ai deltoidi e alle braccia!

Quando Lee non si esercitava con i pesi durante i suoi allenamenti di arti marziali, o durante una delle sue sessioni di tre giorni la settimana dedicate totalmente al corpo, lo si poteva trovare a sollevare un manubrio da 15 chili che teneva nello studio della sua casa di Bel Air. Linda Lee Cadwell, che fu una delle

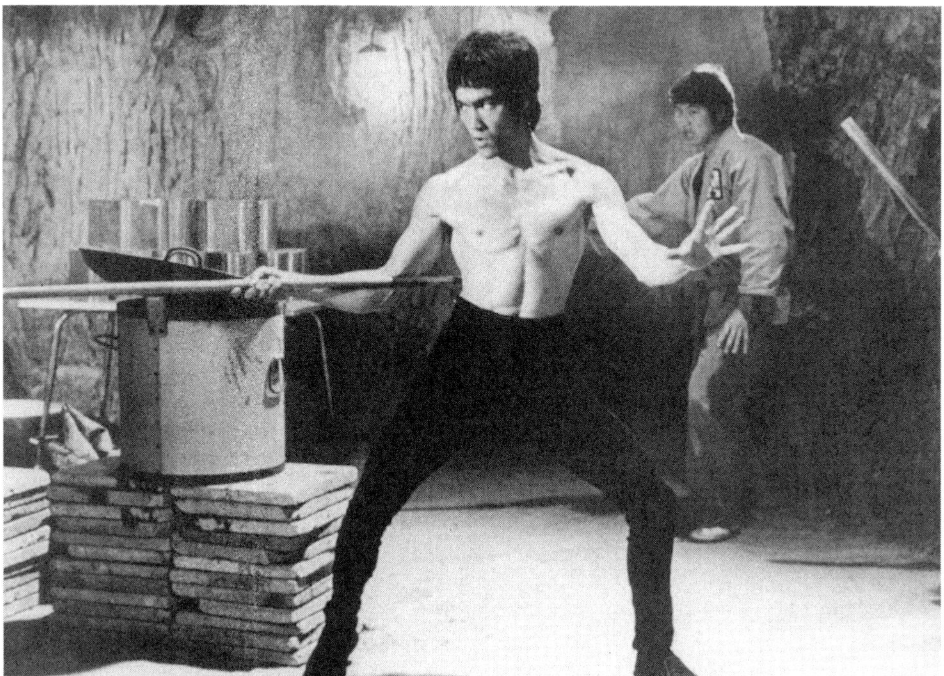

prime allieve di suo marito, ricorda: «Usava sempre quel manubrio, principalmente per rinforzare gli avambracci». L'interesse di Lee nell'allenamento supplementare per gli avambracci risaliva al tempo in cui si allenava nel wing chun. Come spiega Linda:

> C'è molto lavoro di avambracci da fare nella pratica del chi sao o nell'eseguire esercizi con l'uomo di legno. E tutte le posizioni su cui Bruce poneva l'enfasi a quell'epoca avrebbero poi riguardato l'importanza di sviluppare degli avambracci potenti. Ma per fortuna Bruce aveva un'abilità unica di fare più cose contemporaneamente. Per me non era affatto strano vederlo guardare un incontro di boxe in televisione mentre faceva una spaccata, leggeva un libro con una mano e sollevava un manubrio con l'altra.

Questa routine per la forza da 20 minuti, e gli ulteriori esercizi con i pesi che Lee aveva incorporato nei suoi allenamenti di arti marziali, aumentarono ulteriormente la sua muscolatura. Tuttavia, mai così soddisfatto da adagiarsi sugli allori, Lee voleva migliorare ulteriormente la sua forma fisica. Decise di creare un programma di allenamento che incorporasse i benefici dell'allenamento sulla forza e al contempo migliorasse il suo già ottimo sistema cardiovascolare.

6
IL SISTEMA PERIPHERAL HEART ACTION

Una delle riviste di allenamento sulla forza e di bodybuilding preferite da Lee era «Ironman», di cui all'epoca erano proprietari Peary e Mabel Rader. I Rader pubblicavano continuamente articoli contenenti informazioni all'avanguardia sull'allenamento e rifuggivano dal sensazionalismo commerciale che animava le pubblicazioni concorrenti. Molti principi affascinanti venivano propugnati nelle riviste del tempo, come i *giant sets*, il *flushing* e il *rest/pause*. Ma Lee era sempre più interessato ad approfondire gli effetti di un nuovo sistema, radicalmente innovativo all'epoca, del quale aveva letto su «Ironman»: il Peripheral Heart Action.[12]

Il sistema Peripheral Heart Action (PHA)

Il sistema PHA era stato creato in modo diametralmente opposto ai sistemi di *pump* o di *flushing*[13] di quel periodo. Alla fine degli anni Sessanta, il maggior esponente del sistema PHA era un giovane bodybuilder di nome Bob Gadja, che spiegò in una serie di articoli su «Ironman» (che Lee ritagliò e conservò) che il PHA poneva l'accento sulla «continua circolazione del sangue». Dagli scritti di Gadja (che, a loro volta, erano basati sulla ricerche del dottor Arthur Steinhause, un pioniere della fisiologia), Lee capì che, se fosse riuscito a mantenere la sua circolazione a livelli elevati durante l'allenamento, avrebbe migliorato di molto la forza dei suoi muscoli e la resistenza; e se gli esercizi fossero stati eseguiti con il maggior spettro di movimento possibile, avrebbe migliorato anche la flessibilità – in altre parole i tre pilastri del fitness.

[12] Peripheral Heart Action: Azione Cardiaca Periferica.

[13] Flushing: piena irrorazione sanguigna di una determinata parte del corpo.

La base degli articoli di Gadja era che una persona non dovrebbe congestionare il sangue in un'area o in un gruppo muscolare nel corso di un esercizio, ma tenerlo in circolo fra i vari gruppi muscolari – in ogni momento – durante l'esercizio. Sistemi di esercizio come il PHA erano precursori di quello che oggi viene chiamato circuit training.[14] Un circuito viene definito come un'unica esecuzione di un gruppo di movimenti (di solito cinque o sei diversi esercizi), ciascuno dei quali è mirato a una parte diversa del corpo. L'idea sottesa a questo tipo di allenamento è di non allenare mai lo stesso gruppo muscolare due volte di fila, ma piuttosto di spostarsi immediatamente a un altro muscolo o un'altra parte del corpo. Come viene spiegato da Gadja in uno degli articoli che Lee conservò:

> Se voi, per esempio, eseguite due o più serie di curl in successione, significa che state adottando il sistema *pump* o *flushing*. Nel sistema in sequenza, invece, potete fare una serie di curl e poi spostarvi a una serie di sollevamenti coi polpacci o lavorare sugli addominali o sulla schiena. In altre parole, non esercitate lo stesso muscolo per due serie consecutive. Non usate neanche quelli che vengono chiamati *superset*[15] nei quali alternate bicipiti e tricipiti per diverse serie: questo porterebbe comunque a una congestione di tutto il braccio. Allenate qualche altra parte del corpo. E poi un'altra. L'obiettivo del sistema PHA è di distribuire gli esercizi su tutto il corpo.

Nel sistema PHA c'è un fortissimo stimolo muscolare e un fluire ininterrotto del sangue lungo tutto il corpo, e dato che non c'è recupero fra un esercizio e l'altro, l'accelerazione nel flusso sanguigno viene mantenuta, e quindi potete ritardare l'avvento della fatica per lunghi periodi di tempo.

Sempre in anticipo rispetto alla propria epoca, Lee colse i numerosi meriti del circuit training, non tanto negli scopi per cui veniva promosso – cioè lo sviluppo di muscoli enormi – quanto come un ottimo modo per intensificare i propri allenamenti cardiovascolari, di flessibilità e di forza in un solo programma di allenamento. A questo scopo, Lee creò il proprio programma, basato su questi tre capisaldi del fitness, pur nel rispetto delle linee guida del sistema PHA.

Il programma di allenamento in sequenza di Bruce Lee

Bruce Lee svolgeva questo allenamento sei giorni a settimana, alternando i due diversi programmi. Incluse anche la corsa giornaliera per migliorare ulteriormente il suo sistema cardiovascolare.

14 Circuit training: allenamento a circuito o in sequenza.
15 Superset: tecnica ad alta intensità di esecuzione consecutiva di serie che riguardano gruppi muscolari diversi ma collegati.

1. SEQUENZA DEL LUNEDÌ, MERCOLEDÌ, VENERDÌ

a. *Salto con la corda.* Saltate la corda con intensità per un minuto. Passate immediatamente all'esercizio successivo.

b. *Piegamenti in avanti.* Dalla posizione eretta, con le gambe distese e vicine, piegatevi all'altezza della vita e cercate di toccare con la testa gli stinchi. Tenete questa posizione per la durata della serie. Passate all'esercizio successivo.

c. *Cat stretch.* Questo era uno dei due esercizi resi famosi da un uomo di nome Gama, il più famoso lottatore in India. Lee lesse due articoli che parlavano di Gama e di come aveva usato questi esercizi per costruire la sua forza leggendaria in combattimento, e Lee li incorporò velocemente nel suo programma. Il *cat stretch* è conosciuto anche come *dand* e di fatto è una flessione con alcune varianti. Mettetevi giù, carponi, tenendo sollevato il corpo con le mani e i piedi, con i fianchi e le spalle paralleli al suolo. Nella versione dell'esercizio sviluppata da Lee, tenete questa linea retta mentre piegate le braccia finché il petto non tocca il pavimento, poi riportatevi su. Nella versione indiana, alzate le natiche il più in alto possibile e poi vi abbassate sulle cosce. Ora, piegando le braccia, spingete il corpo in avanti con le gambe finché il petto arriva a sfiorare il pavimento, poi raddrizzate le braccia. Sollevate le natiche. Ripetete. Passate immediatamente all'esercizio successivo.

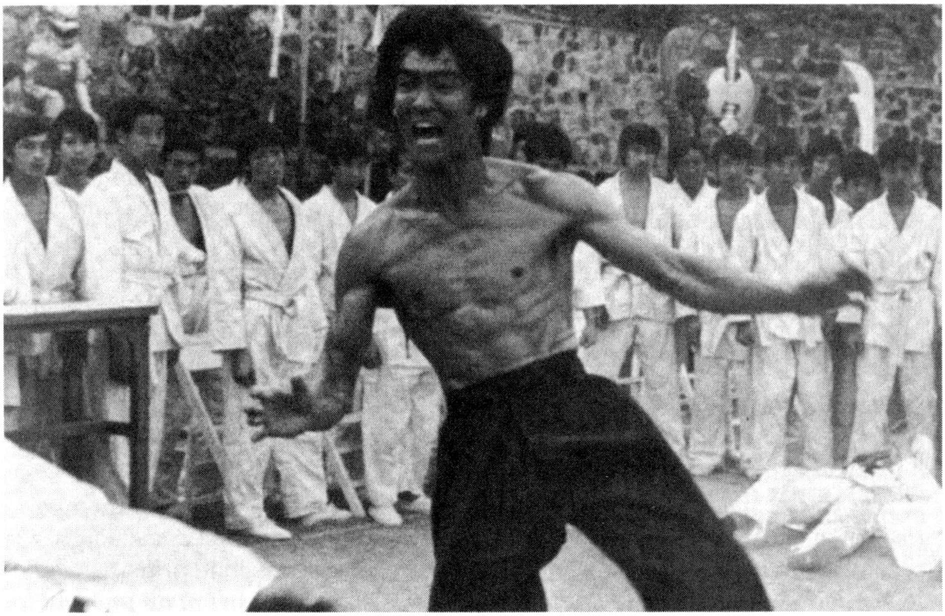

d. *Saltelli uniti/divaricati.* I saltelli uniti/divaricati sono conosciuti anche come «salti a gambe aperte». Per iniziare, mettetevi in posizione perfettamente eretta con i piedi uniti e le mani sui fianchi. In un movimento, saltate leggermente verso l'alto, lasciando che le gambe si allarghino (con le ginocchia piegate per aiutare ad assorbire senza problemi l'impatto) finché non si trovano 15 centimetri più larghe delle spalle; contemporaneamente sollevate le braccia (che devono rimanere dritte) finché le mani non si toccano sopra la vostra testa. Non appena le vostre mani si toccano, il movimento va eseguito al contrario, in modo che le mani e i piedi ritornino alla posizione di partenza. Ripetete per quante serie possibili in 60 secondi. Passate immediatamente all'esercizio successivo.

e. *Squat.* Il piegamento con il solo peso del corpo è il secondo esercizio che Lee adottò dai metodi di allenamento del lottatore indiano Gama. In India viene chiamato *baithak* ed è semplicemente un piegamento profondo delle ginocchia: mani sulle cosce, piegate le gambe, rimanete piegati, sollevate il corpo, piegatevi, sollevatevi, piegatevi e così via. Eseguite questa sequenza per un minuto. Passate immediatamente all'esercizio successivo. Il *dand* e il *baithak* portarono il petto di Gama fino a 142 centimetri di circonferenza, le sue braccia fino a 42,5 centimetri e le sue cosce fino a 75 centimetri. Il segreto risiede nel modo in cui Gama svolgeva questi due movimenti. Secondo un articolo sui metodi di allenamento di Gama che Lee conservò, ci sono ragazzi in India che fanno fino a 1000 *baithak* e 500 *dand* al giorno, mentre lottatori professionisti come Gama si alzano verso le tre di notte per fare i *baithak,* i piegamenti delle ginocchia. Gama eseguiva 4000 ripetizioni di *baithak* la mattina, faceva colazione e poi faceva 2000 *dand,* nel pomeriggio camminava per 2 ore a ritmo veloce o correva per 6 chilometri e mezzo, e chiudeva la giornata allenandosi per 3 o 4 ore nei combattimenti.

f. *Calci alti.* Se avete visto la sequenza in cui di Bruce Lee si riscalda prima di combattere con Chuck Norris nel film *L'urlo di Chen terrorizza anche l'Occidente,* vi ricorderete di questo particolare esercizio. Con la gamba che esegue il calcio perfettamente tesa, Lee la faceva roteare davanti a sé il più in alto possibile e la faceva tornare alla posizione di partenza. Ripeteva il movimento diverse volte – quante più possibile nell'arco di sessanta secondi. Vi è permesso piegare leggermente il ginocchio della gamba d'appoggio mentre eseguite il movimento. Una volta completato, cambiate gamba, ripetete l'esercizio e passate all'esercizio successivo.

2. SEQUENZA DEL LUNEDÌ, MERCOLEDÌ, VENERDÌ CON ENFASI SULL'AVAMBRACCIO E LA VITA

a. *Piegamenti laterali.* In posizione eretta, prendete un bastone di legno o un manico di scopa (anche un bilanciere vuoto andrà bene). Posizionate i piedi alla larghezza delle spalle e piegate la parte superiore del torso il più possibile prima verso destra e poi verso sinistra. Ripetete per quante ripetizioni possibili per ogni lato, in un minuto. Passate immediatamente all'esercizio successivo.

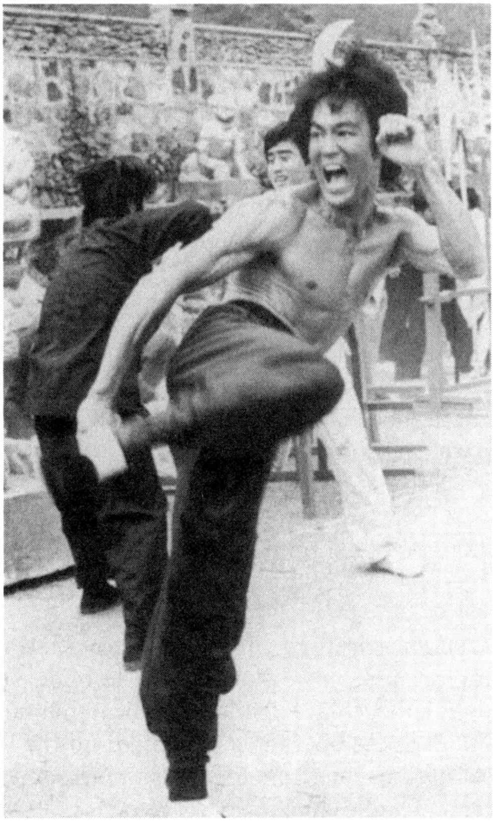

b. *Curl con i palmi verso l'alto.* Seduti su una panca piana, afferrate un bilanciere moderatamente pesante con i palmi rivolti verso l'alto. Appoggiate gli avambracci sulle cosce e contraete i muscoli flessori finché le nocche non sono rivolte verso il soffitto (o almeno puntano verso il muro davanti a voi). Abbassate il bilanciere nella posizione di partenza ed eseguite quante più ripetizioni possibili in un minuto. Passate immediatamente all'esercizio successivo.

c. *Roman chair.* La *roman chair* è una variante della panca che permette al vostro torso di estendersi sotto il livello dei fianchi. Avreste bisogno di un attrezzo speciale per questo esercizio, ma potete anche svolgere l'esercizio con una panca piatta e qualcosa (come un bilanciere) a cui ancorare i piedi. Dopo aver assicurato i piedi sotto un bilanciere o sotto la sbarra imbottita della *roman chair*, posizionate le mani sul petto o dietro la testa. Da seduti, abbassate il torso finché la testa non sfiora il pavimento e poi ritornate alla posizione eretta di partenza. Ripetete per quante ripetizioni possibili in un minuto. Passate immediatamente all'esercizio successivo.

d. *Piegamenti di ginocchia.* Sdraiati supini a terra, posizionate le mani, coi palmi rivolti verso il basso, per terra, appena sotto le natiche. Adesso, con le gambe perfettamente dritte, alzate i piedi a circa sette centimetri da terra. In un movimento fluido, piegate le ginocchia e avvicinate le cosce all'addome e poi riportate le gambe in posizione distesa, sempre coi piedi sollevati di circa sette centimetri rispetto al pavimento. Ripetete per quante più serie possibili in un minuto. Passate immediatamente all'esercizio successivo.

e. *Piegamenti laterali.* State in piedi, con i piedi alla larghezza delle spalle e le mani lungo i fianchi, tenendo un manubrio leggero nella mano destra o in quella sinistra. Assicurandovi di tenere tese entrambe le ginocchia, piegate il torso dal lato in cui tenete il manubrio finché il peso non è all'altezza delle ginocchia. Riportate il corpo in posizione eretta inclinando il busto leggermente oltre la perpendicolare. Durante il movimento, il gomito del braccio che sta sollevando il peso e le ginocchia devono essere tenuti dritti. Ripetete per quante ripetizioni possibili per 30 secondi, poi spostate il manubrio sull'altra mano e ripetete ancora per quante ripetizioni possibili in 30 secondi. Passate immediatamente all'esercizio successivo.

f. *Curl con i palmi verso il basso.* Seduti sulla stessa panca su cui avete eseguito il curl con i palmi verso l'alto, afferrate un bilanciere leggero con il palmo rivolto verso il basso. Posizionate i polsi sopra le ginocchia e rilassate le mani in modo che le nocche siano rivolte verso il pavimento. Ora contraete i muscoli della parte superiore degli avambracci e portate il bilanciere verso di voi senza permettere alla parte inferiore dei vostri avambracci di staccarsi dalla parte superiore delle cosce. Ritornate alla posizione di partenza e ripetete per quante ripetizioni possibili in un minuto.

3. SEQUENZA «A» DEL MARTEDÌ, GIOVEDÌ, SABATO

a. *Allungamento inguinale.* Seduti per terra, portate indietro le ginocchia e mettetevi a piedi uniti. Posizionate le mani sui piedi e i gomiti sulla parte interna delle ginocchia, e spingete delicatamente le vostre ginocchia verso il basso per quanto possibile, tenendo i piedi uniti e i gomiti in contatto con la parte interna delle ginocchia. Tenete la posizione per sessanta secondi e poi passate immediatamente all'esercizio successivo.

b. *Sollevamento laterale della gamba.* In posizione eretta, contraete la vostra gamba destra e alzatela lateralmente per quanto vi è possibile. Mantenendo il sollevamento sotto controllo dal punto di vista muscolare, tenete questa posizione per 30 secondi. Abbassate la gamba e ripetete il movimento con la gamba sinistra, tenendo la posizione di sollevamento per 30 secondi prima di abbassarla. Passate immediatamente all'esercizio successivo.

c. *Saltelli e piegamenti.* Dalla posizione eretta, coi piedi alla larghezza delle spalle, abbassatevi fino a una posizione di piegamento totale, e poi saltate verso l'alto, atterrando nella posizione di partenza. Ripetete per quante serie possibili in un minuto. Passate immediatamente all'esercizio successivo.

d. *Rotazioni di spalla.* Questo è un altro esercizio che Bruce Lee eseguì durante il suo riscaldamento prima di combattere contro Chuck Norris nel film *L'urlo di*

Chen terrorizza anche l'Occidente. In piedi, coi piedi alla larghezza delle spalle e le braccia lungo i fianchi, iniziate a ruotare le spalle in avanti e poi indietro descrivendo piccoli cerchi, portando le spalle prima in alto, poi tirandole indietro, abbassandole e poi riportandole il più in alto possibile. Ripetete per quante ripetizioni possibili per 30 secondi, poi cambiate il senso della rotazione per altri 30 secondi. Passate immediatamente all'esercizio successivo.

e. *Spaccate alternate*. In piedi, coi piedi alla larghezza delle spalle e le braccia lungo i fianchi, portate simultaneamente la gamba destra in avanti e quella sinistra indietro (con un piccolo piegamento del ginocchio) in una posizione di semi-spaccata. Contemporaneamente, alzate in avanti il braccio sinistro fino all'altezza della spalla e il braccio destro dietro il corpo. Da questa posizione invertite le posizioni portando in avanti la gamba sinistra e il braccio destro e indietro la gamba destra e il braccio sinistro. Continuate in questo modo a fare spaccate alternate per quante ripetizioni possibili in un minuto. Passate immediatamente all'esercizio successivo.

f. *Allungamento della gamba*. Per fare questo esercizio avete bisogno di una sedia o di una sbarra da stretching. Posizionatevi davanti alla sbarra da stretching o alla sedia e appoggiate su di essa il tallone della gamba destra. Ruotate il piede destro all'interno fino a una posizione di calcio laterale in modo che l'interno della caviglia destra resti comunque appoggiato alla sedia o alla barra da stretching. Tenete questa posizione per 30 secondi. Cambiate gamba e ripetete l'esercizio. Passate immediatamente all'esercizio successivo.

4. SEQUENZA «B» DEL MARTEDÌ, GIOVEDÌ, SABATO

a. *Sollevamento della gamba*. Sdraiati con la schiena per terra posizionate le mani sotto le natiche. Con le ginocchia dritte e ferme, alzate i talloni di 7-10 centimetri da terra. Tenendo le ginocchia rigide e le caviglie unite, alzate le gambe finché non formano un angolo di 90° con il torso, poi riportatele di nuovo alla posizione di partenza, a 7-10 centimetri da terra. Ripetete per quante ripetizioni possibili in 60 secondi. Passate immediatamente all'esercizio successivo.

b. *Curl rovesciato*. Afferrate o un manubrio standard o una sbarra da curl in modo che i vostri palmi siano rivolti verso il pavimento. In posizione eretta, coi piedi alla larghezza delle spalle e i gomiti puntati contro i fianchi, contraete i muscoli brachiali della parte superiore del braccio e sollevate il manubrio dalla posizione di partenza, davanti alle cosce, fino all'altezza delle spalle. Fermatevi brevemente in questa posizione, poi abbassate il manubrio alla posizione di partenza. Ripetete per quante ripetizioni possibili in 60 secondi. Passate immediatamente all'esercizio successivo.

c. *Flessioni in avanti.* Sdraiati sulla schiena, coi piedi fermi (sotto un bilanciere o, se usate una tavola per addominali, sotto la cinghia posta all'estremità), piegate le ginocchia finché i talloni sfiorano le natiche. Posizionate le mani dietro la testa con le dita incrociate. Adesso sollevate il busto verso le ginocchia cercando di toccare il ginocchio sinistro con il gomito destro. Ritornate alla posizione di partenza, e provate a toccare il vostro ginocchio destro con il gomito sinistro. Ritornate alla posizione iniziale e ripetete questo procedimento per quante ripetizioni possibili in 60 secondi. Passate immediatamente all'esercizio successivo.

d. *Sollevamento alternato delle gambe.* Sdraiati con la schiena a terra, posizionate le mani a terra sotto le natiche. Tenendo le gambe dritte e contratte, alzate i talloni di 7-10 centimetri da terra. Da questa posizione, alzate una gamba di circa 30 centimetri, poi riportatela alla posizione iniziale. Mentre la riportate alla posizione iniziale, iniziate ad alzare l'altra gamba di circa 30 centimetri. Continuate ad alzare entrambe le gambe alternandole, per quante ripetizioni possibili in un minuto. Passate immediatamente al prossimo esercizio.

e. *Wrist-roller.* Quest'ultimo esercizio era uno dei preferiti di Bruce Lee dato il grande lavoro che fa svolgere agli avambracci. Un *wrist-roller* (una sbarra con una corda attaccata a un'estremità cui è attaccato un piccolo peso) è un modo molto efficace di sviluppare gli avambracci. Per massimizzarne i benefici, stringete forte la sbarra e tenetela davanti a voi. Poi, con le nocche rivolte verso l'alto, fate girare la sbarra ruotando i polsi fino a far arrotolare completamente la corda intorno alla sbarra. Quando la state avvolgendo, allontanate la parte superiore della sbarra da voi; non piegate i gomiti, altrimenti gli effetti dell'esercizio verranno distribuiti fra gli avambracci, i bicipiti, e le spalle. Dopo aver arrotolato il peso, lasciate la presa e srotolate la corda. Riavvolgete la corda spostando la parte superiore della sbarra verso di voi. Assicuratevi di tenere le braccia dritte mentre eseguite l'esercizio e cercate di tenere sempre la sbarra orizzontale. Ogni volta che ruotate la sbarra, fate descrivere alla vostra mano il più ampio arco possibile, ed eseguite la rotazione velocemente. Usate un piccolo peso che vi permetta di arrotolare la corda per almeno 4 volte.

I risultati dell'allenamento in questo programma PHA modificato erano esattamente quelli che Bruce Lee aveva prefigurato: aumentò la sua resistenza muscolare, migliorò la sua condizione globale e rinforzò ulteriormente tutto il suo corpo.

7
IL PROGRAMMA DI ALLENAMENTO A CIRCUITO

Come ogni suo ammiratore certamente sa, il fisico di Lee era al massimo della sua definizione durante le riprese del film *I tre dell'operazione Drago*. Non che i suoi muscoli fossero più grandi o più imponenti, ma il livello di definizione che avevano raggiunto nel momento in cui stava girando questo film era semplicemente straordinario.

Persino il magnate del bodybuilding Joe Weider, l'uomo che ha portato Arnold Schwarzenegger in America e che «le ha viste tutte» in fatto di sviluppo muscolare, mi ha detto recentemente che non aveva «mai visto un livello di definizione muscolare come quello di Bruce Lee durante le riprese del film *I tre dell'operazione Drago*». Questo non per dire che Lee avesse un brutto fisico prima di questo film, ma per sottolineare come ci fosse un'indiscussa differenza nella sua definizione muscolare. Aveva di certo migliorato il tono della sua massa muscolare, ma quale fu il fattore determinante nel conseguimento di tali risultati? Certamente Bruce era fisicamente molto attivo in questo periodo della sua vita: ripeteva decine di volte le coreografie di ciascuna ripresa delle scene di combattimento, correva tre miglia al giorno, perfezionava le sue tecniche di arti marziali e svolgeva i programmi di bodybuilding che sono descritti nei capitoli precedenti. Tutte queste attività contribuirono a creare il fisico che Lee mostra nei film *Il furore della Cina colpisce ancora, Dalla Cina con furore* e *L'urlo di Chen terrorizza anche l'Occidente.*

Perché il fisico di Lee appariva più asciutto e più definito, con tutti i gruppi muscolari ben in rilievo, proprio nel suo ultimo film, *I tre dell'operazione Drago*? Il fattore che contribuì a questo cambiamento (considerate che la dieta e i livelli aerobici di attività di Lee non erano cambiati) fu l'acquisto, nel dicembre 1972, e la successiva inclusione nel suo programma di allenamento quotidiano di una macchina multi-funzionale per l'allenamento con i pesi chiamata «Marcy Circuit Trainer».

Questa unità (numero di serie 2175), costruita a Glendale in California, era stata spedita via mare a Lee sulla nave da cargo Lexa Maersk ed era arrivata al porto Victoria di Hong Kong il 25 dicembre 1972. Era arrivata su un bancale, in una cassa, e aveva passato il controllo doganale il 6 gennaio 1973.

Un viaggio a Hong Kong

Per fortuna, due fra i più vicini amici e allievi prediletti di Lee, Ted Wong e Herb Jackson, avevano anticipato l'arrivo della macchina di qualche giorno; Jackson era un saldatore e un artigiano incredibilmente dotato e fu lui a firmare per ritirare la macchina al porto di Hong Kong; si occupò inoltre del suo trasporto a casa di Lee e del suo montaggio.

Sia Jackson sia Wong avevano riempito i loro bagagli di attrezzature con cui Lee poté allenarsi prima del loro arrivo a Hong Kong, dato che Bruce si lamentava di aver dovuto lasciare tutti i suoi attrezzi in California. I due arrivarono appena in tempo per la prima di *L'urlo di Chen terrorizza anche l'Occidente* a Hong Kong. Lee gli aveva detto, «Ragazzi, siete arrivati al momento giusto! Ho finito alcune riprese preliminari per *The Game of Death* e adesso ho un po' di tempo libero prima del mio prossimo film».

Jackson e Wong poterono allenarsi un po' insieme a Lee, mentre erano a Hong Kong, ma, per via del nuovo e impegnativo programma di Lee, si trattava solo di allenamenti saltuari, che consistevano in qualche corsa, stretching e un po' di tecnica. Lee era felicissimo che il suo amico fosse disponibile a montare la sua nuova macchina, cosa che Jackson fece all'inizio del 1973, circa una settimana dopo che Wong era tornato a Los Angeles per riprendere il proprio lavoro. Lee aveva fatto affidamento su Jackson per molte cose, da quando si erano conosciuti: aveva montato la lavatrice e l'asciugatrice della famiglia di Lee, aveva tagliato gli alberi morti nella loro proprietà, aveva realizzato nuove attrezzature di allenamento seguendo le richieste di Lee e aveva persino accompagnato sua moglie Linda all'ospedale per far nascere la sua seconda figlia, Shannon, mentre Lee era impegnato come coreografo nelle riprese di un film nel Tennessee.

Lee era l'istruttore di arti marziali di Jackson, il suo consigliere e soprattutto suo amico. I due spesso mangiavano insieme, chiacchieravano e condividevano esperienze di vita. Jackson ebbe anche un ruolo decisivo nell'acquisto della Marcy Circuit Trainer, dato che definì la transazione di Lee con Walter Marcian, il presidente e padrone della Marcy Gymnasium Equipment Company, il 7 novembre 1972. Jackson, che ora ha circa settant'anni, sorride quando ricorda l'acquisto:

Dovete sapere che Walter Marcian era mio zio, e io un giorno portai Bruce a visitare la fabbrica della Marcy a Glendale, in California. Speravo di ottenere uno sconto per Bruce, dato che ero nipote del proprietario, e ci riuscii. Dissi a Walter: «Vedi, il mio amico è il miglior esperto di arti marziali del mondo, ma non ha molti soldi, per cui ti sarei molto grato se tu potessi fargli uno sconto». Guardai verso Bruce, che aveva appena alzato gli occhi verso il cielo (dato che era un maestro nel mercanteggiare e pensava che il mio approccio fosse stato un po' buttato lì). Tuttavia, funzionò. Mio zio gli fece lo stesso sconto che applicava alle università, il 15 per cento in meno.

A Lee piacque quello che vide alla fabbrica della Marcy e lasciò un acconto di 500 dollari senza rimpianti. Dopotutto, la macchina aveva tutte le funzionalità di cui Lee aveva bisogno. Le stazioni (in tutto nove) non erano state sviluppate da bodybuilder – cioè da persone interessate allo sviluppo dei muscoli solo per motivi estetici – ma da kinesiologi e da fisiologi con il preciso intento di allenare ciascun gruppo muscolare per uno specifico obiettivo. Comunque la macchina, essendo un'apparecchiatura a resistenza progressiva, aveva sviluppato i muscoli di Lee, e soprattutto, per metterla nei suoi termini, gli aveva permesso di «esprimere» il suo potenziale di fitness totale fino ai limiti estremi.

La Marcy Circuit Trainer comprendeva le seguenti stazioni:

- una *bench press*
- un *pull down* laterale
- due carrucole alte
- una rastrelliera isometrica
- una stazione per il sollevamento del ginocchio o della gamba
- una *shoulder press*
- una sbarra *chin up*
- una stazione di *leg press/leg thrust*

La stazione di *leg press/leg thrust* aveva un fascino particolare; era per molti aspetti il precursore della Nordic Track. Due binari uscivano dalla base della macchina, ciascuno aveva una staffa che ricordava i blocchi di partenza usati dagli sprinter nelle competizioni di atletica. Questi blocchi erano collegati a due pile gemelle di pesi che andavano da 4,5 a 100 chili ciascuna. Secondo il fascicolo che era allegato alla macchina, lo scopo era di passare 30 secondi in ciascuna stazione, eseguendo quante più ripetizioni possibili in quel quantitativo di tempo. Poi, evitando assolutamente pause, in modo da avvantaggiarsi dell'alto ritmo cardiaco, si doveva passare da una stazione all'altra, fino a completarle tutte.

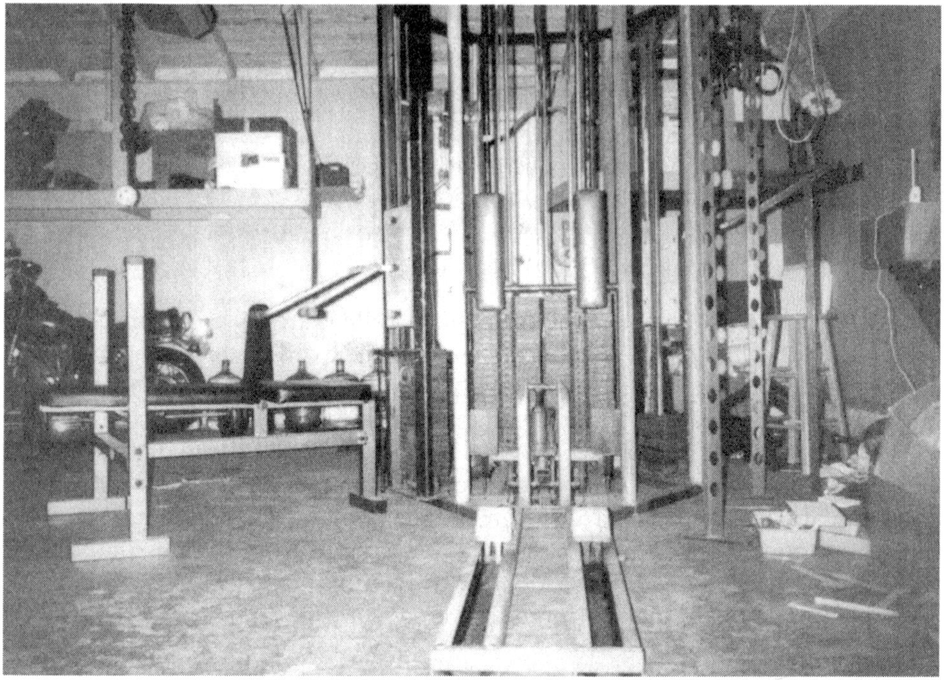

Al tempo della produzione del film *I tre dell'operazione Drago* Lee incluse la sua nuova macchina nel programma di allenamento quotidiano. Disse a un giornalista, nel giugno del 1973: «Il mio allenamento minimo giornaliero è di due ore; questo include una corsa di tre miglia, uno speciale allenamento con i pesi, un allenamento sui calci e il colpire sacchi leggeri e pesanti».

Lo «speciale allenamento con i pesi» era la parte che riguardava la Marcy Circuit Trainer. Ha detto Bob Wall, uomo d'affari che operava in California nonché campione dei pesi massimi di karate nel 1970 che aveva il ruolo di spalla di Lee in quel film: «Quando lo vidi allenarsi durante le riprese, Bruce si era concentrato sul lavoro con i cavi, che tirava da una parte e dall'altra. Cercava sempre di usare angoli diversi e provava continuamente modi differenti per allenarsi. Faceva molte estensioni con i cavi per i tricipiti e cose simili».

Un'altra persona che compariva nel film e che vide Lee allenarsi con la macchina, fu Tang-tze (o Bolo Yeung, come divenne noto di lì in avanti in America). Secondo Bolo «la casa di Bruce aveva una palestra della Marcy, proprio di fianco alla cucina. A Bruce piacevano i movimenti del bodybuilding. Si allenava tutti i giorni. Spinte in piedi, spinte verso il basso – tutti i movimenti».

Cosa crea un circuito?

Un circuito consiste in un numero di stazioni variabile tra 8 e 12. Ciascuna rappresenta un esercizio. Si svolge un esercizio specifico in ciascuna stazione, con una specifica resistenza di peso e per uno specifico numero di ripetizioni che vanno eseguite in un lasso di tempo che va da 30 a un massimo di 60 secondi. Senza riposo fra le stazioni, si passa da un esercizio all'altro (da stazione a stazione) finché non si completa l'intero circuito.

Cronometrare il circuito

Dovete cronometrare il tempo che vi ci vuole per completare il circuito. Quando sarete in grado di eseguire tutte le ripetizioni del circuito in un tempo inferiore rispetto al tempo iniziale, aumentate la resistenza che usate in ciascun esercizio e fissate un nuovo obiettivo. In questo modo, l'allenamento in circuito diventerà un gioco. Starete gareggiando con voi stessi e, mentre costruirete muscoli e resistenza, starete aggiungendo divertimento e varietà ai vostri allenamenti.

Come valutare la quantità di peso che dovete sollevare

Se avete voglia di provare il programma di allenamento a circuito di Lee ma non sapete quanto peso dovete usare, seguite questa regola arbitraria: usate circa la metà del peso che usereste in un esercizio di sollevamento singolo. Per esempio, se riuscite a fare una ripetizione di *bench press* con 180 chili, dovete usarne 90 per le vostre ripetizioni nel programma di allenamento a circuito, facendo da 30 a 60 secondi di ripetizioni. Per aumentare progressivamente la difficoltà della serie potete anche aumentare il peso usato, il numero delle serie o la velocità di esecuzione delle ripetizioni.

Tuttavia la forma non deve essere mai sacrificata alla velocità. Non eseguite più di 30 ripetizioni per esercizio. Il concetto base dell'allenamento a circuito è aumentare la resistenza grazie alla respirazione aerobica piuttosto che aumentare semplicemente la forza. Tuttavia, può essere utilizzato in relazione alla forza, diminuendo le ripetizioni ma eseguendo il tutto in modo più veloce.

Le tre variabili dell'allenamento a circuito

Il metodo di Lee dell'allenamento a circuito ha tre variabili: il carico, il numero di ripetizioni e la loro velocità di esecuzione e il recupero tra una serie e l'altra. Altre forme di allenamento, come il sollevamento pesi olimpico, sono basate su due sole variabili: il peso sollevato e il numero di ripetizioni.

Tutte e tre le principali funzioni del corpo sono interessate da questo allenamento a circuito, e il tempo è il fattore principale. I movimenti e il ritmo vengono aumentati. Le esigenze progressivamente maggiori del sistema respiratorio sono comparabili al processo di crescita dei muscoli causato dall'aumento del carico di lavoro; di conseguenza si aumentano la forza e la resistenza e si ottiene una maggiore capacità respiratoria.

Quindi, il vantaggio dell'allenamento a circuito per coloro che hanno come obiettivo di perfezionare il proprio fisico è che mentre si ottiene l'effetto aerobico dell'allenamento di resistenza, allo stesso tempo si eseguono esercizi con i pesi, i quali continuano a definire i muscoli e a dargli tono, consistenza e separazione maggiori, il tutto mantenendo inalterate le vostre dimensioni muscolari e aumentando la vostra capacità di resistenza per un allenamento ancora più pesante!

Chi dovrebbe intraprendere l'allenamento a circuito e perché

Chiunque può trarre dei vantaggi dall'allenamento a circuito di Bruce Lee. Il programma aumenterà l'efficienza di qualsiasi atleta in qualsiasi sport ed è di particolare interesse per chi desidera costruire un fisico altamente definito. Tuttavia, l'allenamento aerobico a circuito non dovrebbe essere concepito solo come corsa (così lo definirebbe la maggior parte dei praticanti di arti marziali). I praticanti di arti marziali dall'epoca di Lee in avanti hanno compreso il valore della corsa come metodo per aumentare la potenza polmonare e cardiaca, ma hanno anche capito che non devono perdere la dimensione e lo sviluppo muscolare così faticosamente ottenuti. In breve, chi pratica arti marziali non vuole avere l'aspetto di un corridore! Questo è il motivo per cui l'allenamento a circuito di Lee è importante per chi pratica le arti marziali: aggiungendo l'allenamento a circuito a un programma base di bodybuilding e a un programma di arti marziali (sebbene con un minor numero di esercizi), aumenteranno la capacità respiratoria, quella cardiaca, le riserve di potenza e resistenza e la densità muscolare.

Il grasso cutaneo e sottocutaneo viene ossidato, la forma e la simmetria vengono scolpite meglio, e la perdita di grasso rimuove incalcolabili pesi dal cuore, mentre la capacità di resistenza muscolare aumenta in modo ottimale. Chi ha la necessità di entrare in forma velocemente può eseguire più circuiti in ciascun allenamento, mentre chi è già in forma dovrebbe limitare il proprio allenamento a 20 minuti circa. Tuttavia, queste sono norme suggerite e non includono il tempo per il dopo-allenamento e l'allenamento per le arti marziali.

Come ottenere il massimo dall'allenamento a circuito

Se siete pesanti, l'allenamento a circuito dovrebbe avere il primo posto nei vostri allenamenti. Se siete in buona forma, spostatelo alla fine del vostro normale allenamento cardiovascolare o di arti marziali, assicurandovi di essere freschi quando lavorate per perfezionare la vostra tecnica. Solo in un secondo momento applicate la vostra energia all'allenamento a circuito.

Alcuni suggerimenti per l'allenamento a circuito

1. Non riposatevi fra una stazione e l'altra. Passate velocemente dall'una all'altra, ma assicuratevi di eseguire ciascun esercizio nel modo perfetto.
2. Concentratevi sul velocizzare il ciclo del circuito – in altre parole, aumentate la velocità delle ripetizioni. Non fate pause non necessarie. Impegnatevi a completare ciascun circuito nel minor tempo possibile.
3. Respirate dalla bocca, e respirate quanto più possibile. Cercate di inspirare quanto più ossigeno possibile mentre eseguite questo allenamento a circuito.
4. Dopo che vi siete abituati all'allenamento a circuito e avete stabilito un ritmo di allenamento, iniziate ad aggiungere qualche chilo di peso a ciascun esercizio ogni due settimane.
5. Limitate ogni esercizio a un massimo di 60 secondi.
6. Un programma di allenamento a circuito completo dovrebbe durare dagli 8 ai 12 minuti. Cercate di completare almeno un circuito, a seconda dei risultati che desiderate ottenere.

Il programma che segue è l'allenamento consigliato (insieme a una breve descrizione degli esercizi che devono essere svolti) che accompagnava la Marcy Circuit Trainer e che Lee ha seguito per un periodo di tempo nel 1973.

Il programma di allenamento a circuito di Bruce Lee

1. PULL UP DIETRO LA TESTA

Contraete i bicipiti fino al punto in cui il mento tocca la parte superiore della sbarra. Abbassatevi e ripetete per quante più ripetizioni possibili in 30 secondi. Passate immediatamente all'esercizio successivo.

2. LEG PRESS DA SEDUTI

Sedetevi sul sedile del *leg press* e posizionate i vostri piedi sulle piantane. Piegate in avanti il vostro corpo e, usando le gambe, spingetevi con forza verso l'esterno rispetto alla macchina. Eseguite dalle 8 alle 12 ripetizioni in 30 secondi. Passate immediatamente all'esercizio successivo.

3. ESTENSIONI BILATERALI ALTERNATE FIANCO/GINOCCHIO

Posizionate le spalle sugli appoggi verticali della macchina e spingete all'indietro una gamba, alternando le gambe in un ritmo costante per quante ripetizioni possibili in 30 secondi. Passate immediatamente all'esercizio successivo.

4. SHOULDER PRESS

Afferrate la sbarra per la *shoulder press* e spingetela al massimo sopra la vostra testa. Non inarcate la parte inferiore della schiena. Abbassate e ripetete per 8 o 12 ripetizioni in 30 secondi. Passate all'esercizio successivo.

5. CURL ALTERNATO AI CAVI

Afferrate le maniglie dei cavi (una per mano) e alternate la trazione delle maniglie fino al mento, usando solo la forza dei bicipiti. Non usate la parte inferiore della schiena. Eseguite da 8 a 12 ripetizioni per ciascun braccio in 30 secondi. Passate immediatamente all'esercizio successivo.

6. ADDUZIONE UNILATERALE A BRACCIO ORIZZONTALE IN PIEDI

Afferrate una maniglia dei cavi e, posizionandovi in piedi di fianco alla macchina con il vostro braccio completamente teso, tirate la maniglia davanti al petto fino alla completa adduzione del braccio. Riportate il peso alla posizione di partenza e ripetete per quante ripetizioni possibili in 30 secondi. Cambiate braccio e ripetete. Passate immediatamente all'esercizio successivo.

7. BENCH PRESS

Sdraiatevi su una panca piatta e afferrate la sbarra della *bench press*. Spingete la sbarra fino alla sua massima estensione tenendo sempre la schiena attaccata alla panca. Eseguite da 8 a 12 ripetizioni in 30 secondi. Passate immediatamente all'esercizio successivo.

8. STACCO DA TERRA (PIEGAMENTO) STANDARD SU UN BLOCCO, USANDO LA BENCH PRESS

Portate la sbarra alla sua posizione più bassa e posizionate una piccola panca al di sotto di essa. Da questa posizione impugnate la sbarra, piegate le ginocchia e guardate in avanti. Usate solo la forza delle gambe e alzatevi in piedi. Riportatevi nella posizione di piegamento ed eseguite quante più ripetizioni possibili in 30 secondi. Passate immediatamente all'esercizio successivo.

9. SPINTE VERSO IL BASSO PER I TRICIPITI

Da una posizione eretta, afferrate con una presa dall'alto in basso la sbarra per gli abbassamenti laterali. Tenendo i pollici vicino al petto, spingete verso il basso la sbarra finché le vostre braccia non sono completamente estese. Riportate la sbarra alla posizione iniziale e ripetete per quante più ripetizioni possibili in 30 secondi. Passate immediatamente all'esercizio successivo.

10. ATTIVITÀ DI EFFICIENZA CARDIOVASCOLARE

Correte per una breve distanza (all'aperto) con abbastanza vigore da essere senza fiato alla fine. Usate falcate brevi e controllate se correte in discesa, allungate la falcata se state correndo su un piano e diminuite l'ampiezza delle falcate se state correndo in salita. Correte quanto più lontano e veloce possibile in un minuto e mezzo. Passate immediatamente all'esercizio successivo.

11. WRIST-ROLLER IN PIEDI

Afferrate la sbarra per il *wrist-roller* con un peso posizionato all'estremità. Tenete il cilindro e il peso orizzontalmente, davanti alle vostre spalle. Fate girare il peso con una flessione degli avambracci e srotolatelo con un'estensione. Fatelo girare una volta, senza metterci più di un minuto per completare la torsione, in entrambi i modi. Passate immediatamente all'esercizio successivo.

12. FLESSIONE/ESTENSIONE DEL COLLO

Attaccate una bardatura con un piccolo peso alla testa. Mettetevi in una posizione di appoggio sul fianco e con le ginocchia piegate e flettete completamente il collo, poi estendetelo completamente. Ruotate il collo in senso orario e poi antiorario. Eseguite dalle 8 alle 12 ripetizioni in ciascuna posizione di estensione, flessione e rotazione in un minuto.

Anche se questo era solo uno dei programmi di allenamento di Bruce Lee, è uno dei più efficaci per dare definizione e tono ai muscoli e per un bilanciato fitness che serva agli scopi del «mondo reale».

8
IL PROGRAMMA PER CHI PRATICA ARTI MARZIALI

Una volta che Lee si abituò al precedente programma a circuito, concepì un allenamento che si focalizzava sulla forza poiché pensava fosse più vicino ai suoi bisogni di esperto di arti marziali.

I gruppi muscolari su cui Lee decise di concentrarsi erano i gruppi muscolari della parte superiore e inferiore della schiena, i flessori delle cosce e dei fianchi, i polpacci, il bicipite brachiale e le spalle. Fissò anche l'attacco della carrucola bassa della sua Marcy Circuit Trainer a una speciale cinghia imbottita che attaccava poi alla caviglia in modo da sollecitare specificamente i muscoli coinvolti nella fase iniziale di tre diversi calci: il calcio diretto, il calcio a gancio e il calcio laterale. Questo permise a Lee non solo di rafforzare i muscoli coinvolti nell'esecuzione di queste tecniche marziali, ma anche di dare importanza a uno degli aspetti di solito più trascurati nell'esecuzione di un calcio, cioè la stabilità, e di migliorare la capacità dei suoi muscoli di riportarlo immediatamente in una posizione di equilibrio subito dopo averlo tirato. Mentre il suo programma d'allenamento si concentrava principalmente su alcune stazioni della Marcy Circuit

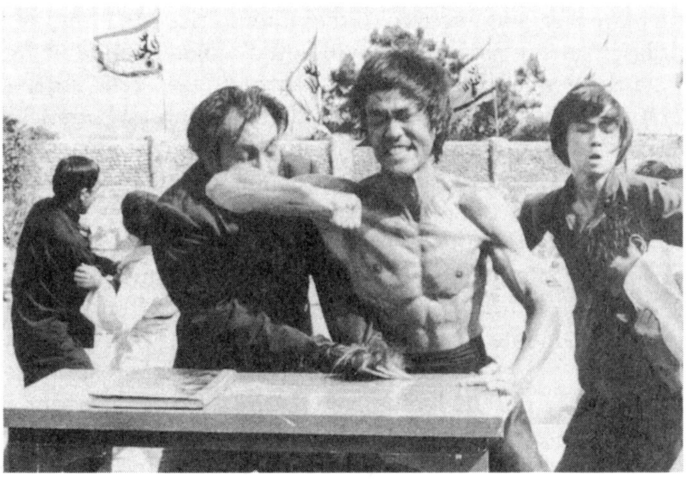

Trainer, Lee aggiunse anche alcuni apparecchi per esercizi senza pesi. Lee scrisse questo particolare programma fra le righe dei suoi appunti di coreografia per *I tre dell'operazione Drago*, quindi è abbastanza sicuro che lo abbia utilizzato, probabilmente in concomitanza con il programma di allenamento a circuito delineato nel capitolo 7, durante la lavorazione del film, e ovviamente per il resto della sua vita. Infatti, durante l'ultima visita a Los Angeles fra il maggio e il giugno 1973, passò a trovare alcuni dei suoi allievi, fra cui Richard Bustillo, che ricorda:

> L'ultima volta che vidi Bruce fu due mesi prima della sua morte, e gli chiesi: «Ti alleni ancora tutti i giorni?». E Bruce saltò in piedi e disse «Certo, tocca qui!». Contrasse il quadricipite e un muscolo che si inserisce proprio alla congiunzione del fianco, che uscì fuori. «Colpiscilo!» mi disse. E così feci: era esattamente come colpire un pezzo di legno! Caspita se era duro! Gli chiesi: «A che cosa serve questo muscolo?». Lui rispose: «È per il calcio rovesciato – questo è il muscolo che lo spinge in fuori». Mi disse che aveva svolto uno speciale allenamento con i pesi per svilupparlo.

Quello «speciale allenamento con i pesi», in particolare gli esercizi di calcio con la carrucola bassa, costituiscono il programma che segue.

La schiena

1. VOGATORE UNILATERALE CON KETTLEBELL

Un *kettlebell* è un tipo di manubrio con una maniglia che è collegato a un manubrio con pesi su uno dei due estremi. Il *kettlebell* vi permette di eseguire i vostri esercizi con i manubri senza eccessivo dolore ai polsi e vi consente anche di aumentare il raggio effettivo di movimento rispetto ai più comuni esercizi con i manubri. Come quasi tutti i movimenti di voga, quelli a un braccio con un manubrio – sia che vengano eseguiti con o senza un *kettlebell* – interessano in primo luogo il gran dorsale, il trapezio, il deltoide posteriore, il bicipite, il muscolo brachiale e i flessori dell'avambraccio e, in secondo luogo, i rimanenti muscoli della schiena. Per eseguire questo esercizio, posizionate un *kettlebell* relativamente pesante per terra, di fianco a una panca piana. Afferrando il peso con la mano sinistra, posizionate la destra sulla panca e piegate il torso in una posizione parallela a terra. Posizionate il piede destro avanti e il piede sinistro indietro, stendete il braccio e sollevate il *kettlebell* a 2,5-4 centimetri da terra. Tenendo indietro il vostro gomito, tirate lentamente il *kettlebell* verso l'alto finché non tocca il vostro fianco. In questa posizione ruotate verso l'alto la vostra spalla sinistra. Eseguite il movimento al contrario e riportate lentamente il *kettlebell* alla posizione iniziale. Ripetete per 8-12 ripetizioni, invertite la posizione del vostro corpo, trasferite il *kettlebell* al braccio destro e ripetete l'esercizio per lo stesso numero di ripetizioni.

2. STACCO DA TERRA

Questo è uno dei movimenti migliori per costruire un'incredibile massa muscolare sulla schiena e una forza generale del corpo. L'accento è posto in primo luogo sugli erettori spinali, i glutei, i quadricipiti, i flessori degli avambracci, i muscoli del trapezio e, in secondo luogo, sui restanti muscoli della schiena e sui tendini. Per eseguire questo movimento, caricate un bilanciere e posatelo a terra. Allargate i piedi all'incirca alla larghezza delle spalle, piegatevi e afferrate il manubrio con una presa alla larghezza delle spalle. Tenete le braccia dritte durante il movimento.

Appiattite la schiena e abbassate i fianchi, per assumere una corretta posizione di sollevamento, nella quale le spalle sono sopra la linea dei fianchi e i fianchi sono sopra le ginocchia. Sollevate lentamente il bilanciere da terra fino alla parte superiore delle cosce, prima stendendo le gambe e poi estendendo il torso in modo che siate in posizione eretta, con le braccia distese lungo i fianchi e la sbarra che ora è appoggiata alla parte superiore delle cosce. Invertite il movimento per riportare a terra il bilanciere descrivendo lo stesso arco. Ripetete il movimento per 12 volte.

3. IPER-ESTENSIONI SULLA MACCHINA PER LA SCHIENA

Questo esercizio sollecita i tendini, i glutei e i muscoli spinali erettori. Vengono interessati in misura minore gli altri muscoli della schiena. Per eseguire questo movimento mettetevi a metà di una panca per l'iper-estensione, col volto rivolto all'imbottitura. Allungatevi in avanti e posate le cosce sull'imbottitura, permettendo ai talloni di posizionarsi sotto le piccole imbottiture dietro di voi. Tenete le gambe dritte per l'intera durata della serie. Mettete le mani dietro la testa. Usate la forza della parte inferiore della schiena, dei glutei e dei tendini per sollevare il torso in su, come in una specie di flessione al contrario, finché il torso è parallelo a terra. Ritornate lentamente alla posizione di partenza e ripetete per 8-12 ripetizioni.

Se non avete una panca per l'iper-estensione, potete eseguire questo movimento con l'ausilio di un compagno di allenamento. Semplicemente sdraiatevi con le gambe a cavalcioni di una panca alta per esercizi o un tavolo. Il vostro compagno può tener ferme le vostre gambe spingendovi a terra le caviglie, permettendovi di eseguire l'esercizio. Per aumentare la difficoltà dell'esercizio potete tenere un disco dietro la testa mentre eseguite il movimento.

Le cosce

1. SPINTE DELLA GAMBA ALL'INDIETRO

Questo esercizio rinforza e aiuta gli sforzi di estensione del fianco, del gruppo dei tendini e del gluteo. Con il peso del corpo in avanti, l'estensione all'indietro del ginocchio risulta dalla combinazione dell'azione di tiro sulla giuntura dei tendini e del gastrocnemio. Ricordate che la posizione di partenza deve essere avanzata rispetto alla linea del tronco e dei fianchi. Mettetevi in piedi di fianco alla macchina, con un piede sulla staffa di uno dei due binari della stazione di spinta di gambe. Dopo aver trovato l'equilibrio, afferrate uno dei due montanti sulla parte anteriore della stazione e spingete indietro la vostra gamba destra con forza (eseguendo un movimento di calcio all'indietro). Ripetete per 12-20 ripetizioni e poi invertite la gamba.

2. ESTENSIONI DELLA GAMBA

Questo esercizio può essere eseguito sia su una macchina progettata per l'estensione delle gambe, sia attaccando una cinghia di pelle a una o a entrambe le carrucole e inserendo i piedi nelle cinghie. In entrambi i casi, cercate di mantenere il corpo in posizione verticale e non permettete al tronco di spostarsi in avanti o all'indietro. Estendete completamente la parte inferiore delle gambe e riportate il peso alla posizione di partenza esercitando un pieno controllo muscolare. Eseguite un massimo di 3 o 4 serie da 12-15 ripetizioni.

3. SPINTE DELLA GAMBA DA SEDUTI

Questo esercizio serve a stabilizzare il movimento dei fianchi. Per iniziare, posizionate uno sgabello imbottito sulla macchina per la spinta delle gambe e sedetevi posizionando i piedi sui pedali. Seduti, con il torso eretto, afferrate i lati dello sgabello e mantenete il corpo sullo sgabello mentre eseguite l'esercizio. Allungate le gambe spingendovi il più lontano possibile dai pedali, poi ritornate alla posizione di partenza in modo controllato, e ripetete il movimento per 4 serie da 20 ripetizioni.

I polpacci

SOLLEVAMENTI DEL POLPACCIO

Il sollevamento del polpaccio è uno degli esercizi migliori per sviluppare potenza nei muscoli del polpaccio e negli altri estensori della gamba. Rafforza anche i tendini che interessano l'importante snodo delle caviglie. Il sollevamento del polpaccio si esegue stando in piedi su un blocco di legno (o su due libri spessi o due mattoni, va bene qualsiasi cosa alzi le dita di 7 o 10 centimetri in modo stabile). I talloni dovrebbero essere abbassati in modo che i polpacci siano bene in tensione. Alzate e abbassate i talloni con un ritmo spedito, sollevandovi il più in alto possibile, in modo che le caviglie eseguano la completa gamma di movimento. Per il primo mese, usate solo il peso del corpo; eseguite 3 serie da 8 ripetizioni e poi aumentate gradualmente fino a 3 serie da 10 ripetizioni. Dopo un mese, aggiungete dei pesi all'esercizio.

Macchina dei cavi per le braccia

CURL ROVESCIATO

Eseguire il curl rovesciato con una macchina a cavi e una carrucola a terra fornisce una tensione costante al gruppo muscolare che si sta allenando (in questo caso il muscolo brachiale della parte alta del braccio). In realtà, la presa con il palmo rivolto verso il basso mette il bicipite nella posizione di massimo vantaggio meccanico. Tutte le variazioni del curl rovesciato interessano principalmente i muscoli superiori/esterni dell'avambraccio, i bicipiti e i muscoli brachiali, e secondariamente i flessori dell'avambraccio. Per eseguire questo movimento, afferrate le due maniglie che sono attaccate alle carrucole a terra della Marcy Circuit Trainer, una per mano. Posizionate i piedi a 15 o 20 centimetri di distanza dalla carrucola. In questa posizione, spingete la parte superiore delle braccia contro i lati del torso e tenetele immobili durante l'esecuzione, assicurandovi di mantenere i polsi diritti. In questa posizione contraete quanto più possibile la parte superiore del braccio e i muscoli dell'avambraccio per un momento, poi, mentre iniziate a far descrivere alla maniglia lo stesso arco fino alla posizione iniziale, iniziate a sollevare la maniglia sinistra verso il mento. Continuate in modo alternato finché non avete completato dalle 8 alle 12 ripetizioni. Ripetete per 3 o 4 serie.

Macchina dei cavi per le gambe

Questo esercizio richiede uno sforzo deciso e vigoroso da parte dei fianchi e della coscia. Una fibbia di pelle è attaccata alla carrucola a terra della Marcy Circuit Trainer. Assicurate la fibbia alla vostra caviglia destra. Idealmente, dovreste stare in piedi sulla vostra gamba d'appoggio (cioè quella che non calcia) su un blocco di legno (che vi permette di far dondolare la gamba senza che il piede tocchi terra) tra i 70 e i 90 centimetri lontano dalla carrucola, con le spalle rivolte alla macchina. Afferrate uno o due montanti per non perdere l'equilibrio mentre eseguite il movimento. Permettete al peso alla fine del cavo di tirare il vostro piede destro all'indietro verso la carrucola fino alla posizione più comoda possibile. Tenete le gambe relativamente dritte mentre vi preparate a iniziare.

Usando solo la forza dei flessori della coscia e dei quadricipiti, spostate il piede in avanti descrivendo un arco semicircolare dal punto di partenza al punto più alto davanti al corpo. Questo movimento dovrebbe essere eseguito alla massima velocità: prima viene sollevata la coscia, poi si allunga la parte inferiore della gamba per eseguire un calcio frontale. Mentre abbassate la gamba per riportarla alla posizione di partenza, mettetevi in posizione per eseguire un calcio laterale, poi cambiate di nuovo e sferrate un calcio semicircolare. Ripetete 10 volte per calcio, poi posizionate la fibbia sull'altra caviglia e fate l'esercizio con l'altra gamba.

Le spalle

SHOULDER PRESS

Questo esercizio, come la *press* in piedi con il bilanciere, ha un forte effetto sui deltoidi anteriori e mediali, i tricipiti e i muscoli superiori della schiena che impartiscono la forza rotazionale alla scapola. Per eseguire correttamente questo movimento, posizionate uno sgabello fra le maniglie della stazione di *shoulder press* della macchina Marcy Circuit Trainer. Sedetevi sullo sgabello rivolti verso i pesi, assicurando le gambe intorno ai piedi dello sgabello per tenere il corpo in posizione (in alternativa, potete anche dare le spalle ai pesi mentre eseguite il movimento). Afferrate le maniglie della leva a braccio della stazione di *press* ed estendete lentamente le braccia per spingere le maniglie fino ad arrivare a tendere completamente le braccia sopra la testa. Fate una breve pausa e poi riportate lentamente le mani alla posizione iniziale e ripetete per 10-12 ripetizioni. Eseguite 3 o 4 serie.

Bisogna sottolineare che questo programma è solo uno dei tanti che Bruce Lee sperimentò nel tentativo di migliorare i propri limiti. A questo scopo, si rifiutò di accettare qualsiasi cosa, programma di allenamento o attrezzo che fosse, che pensava non fosse efficace. Questo credo era in accordo con la personale filosofia di Lee, il jeet kune do, che egli descriveva come «nessun metodo come metodo; nessun limite come limite». Lee quindi rifiutava di limitarsi a una sola metodica di allenamento. Al contrario, utilizzava molti programmi ed esercizi diversi, i quali servivano effettivamente al suo allenamento e ai suoi scopi di bodybuilding, ed evitavano che il corpo soffrisse di usura da allenamento prolungato. La costante varietà che stabilì nei suoi allenamenti non solo preveniva la possibilità della noia, ma sottoponeva i suoi muscoli a un costante sforzo di adattamento a nuovi e continuamente diversi stimoli di allenamento.

9
ADDOMINALI

> La mia forza viene dall'addome. È il centro di gravità e la sorgente della vera potenza.
>
> *Bruce Lee*

Fra tutte le parti del corpo di Lee, la più impressionante erano probabilmente i muscoli dell'addome. La sua vita era sottile come quella di una vespa, con degli addominali perfettamente allineati e dei muscoli intercostali altamente definiti. Lee era giustamente fiero del suo sviluppo addominale, dato che rappresentava quasi un'intera vita di sacrifici e privazioni a tavola e un'incredibile dedizione in palestra. Come qualsiasi altra cosa che lo interessava, Lee fece ricerche approfondite su qualsiasi cosa che avesse a che fare con gli addominali.

Oltre ai libri sul bodybuilding, sulla fisiologia e sull'anatomia, Lee teneva in un raccoglitore separato numerosi articoli di diverse riviste specializzate che descrivevano in dettaglio i principi e i programmi che vari campioni di bodybuilding avevano utilizzato per sviluppare i propri addominali. Lee, seguendo la sua filosofia del jeet kune do, faceva ricerche, assorbiva ciò che era affine ai suoi interessi, scartava il materiale che considerava irrilevante, e definì una serie di esercizi e un metodo di utilizzo che era essenzialmente suo.

Lee ridusse il campo a cinque esercizi principali, tre dei quali venivano eseguiti ogni giorno (solo occasionalmente li faceva tutti e cinque, a seconda del suo livello di energia).

I cinque esercizi per gli addominali

1.ADDOMINALI

L'attenzione di Lee sugli addominali si concentrava sugli addominali superiori e sui muscoli intercostali. Riteneva che per ottenere il massimo da qualsiasi esercizio addominale fosse necessario eseguire un numero piuttosto alto di ripetizioni (da 15 a 20 ripetizioni per serie). Per fare gli addominali come faceva Lee, avrete bisogno di una speciale tavola inclinata o di una panca per addominali. Sdraiatevi sulla panca, assicurando i piedi agli appositi blocchi, piegate leggermente le ginocchia e poi spingete in avanti il torso finché il petto non tocca le ginocchia. Tenete questa posizione contratta per un paio di secondi, poi abbassate il torso lentamente fino alla posizione iniziale. Lee teneva anche le mani dietro la nuca e piegava il braccio mentre si alzava, toccando il ginocchio destro con il gomito sinistro e, nella ripetizione successiva, con il gomito destro il ginocchio sinistro. Questa torsione, secondo Lee, aumentava l'efficacia degli addominali normali.

2. SOLLEVAMENTI DELLE GAMBE

Lee apprezzava l'effetto che i sollevamenti delle gambe avevano sullo sviluppo dei suoi addominali bassi. Sdraiatevi su una panca piatta e afferrate i montanti (le sbarre che servono per sostenere i bilancieri). Alzate le gambe di circa 45 centimetri, poi abbassatele, mantenendo il controllo, fino alla posizione iniziale. (Usando una panca piatta, le gambe di Lee erano sollevate da terra fin dall'inizio, il che significava che se le avesse abbassate avrebbe ottenuto una gamma più ampia di movimento.) Ripetete l'esercizio per quante più ripetizioni possibili. Lee eseguiva questo movimento anche quando era appeso a una sbarra *chin up*, tenendo insieme le gambe e alzandole fino a formare un angolo di 90° con il proprio torso, prima di riportarle alla posizione iniziale. A volte Lee teneva le sue gambe sollevate durante l'ultima ripetizione.

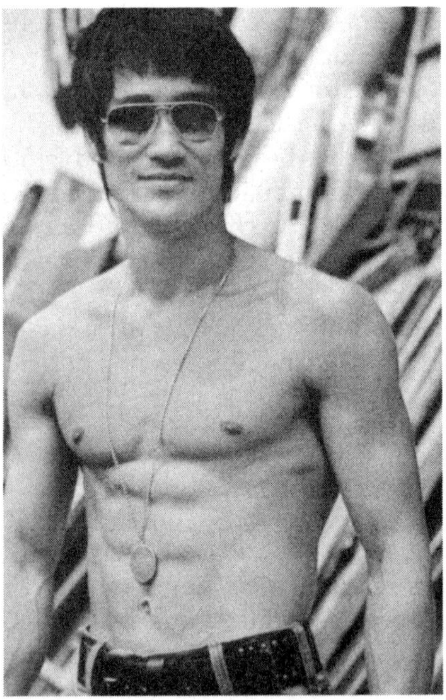

3. TORSIONE

Anche se questo movimento può essere eseguito sia da seduti sia in piedi, Lee preferiva quest'ultimo modo, credendo che fosse più semplice ottenere il massimo raggio d'ampiezza del movimento. Lee incluse la torsione nel suo programma per allenare i muscoli obliqui (che si trovano su ciascun lato della vita, nella regione delle «maniglie dell'amore») e per sviluppare un girovita sodo e asciutto. Per eseguire questo movimento, state in piedi con le gambe dritte e i piedi alla larghezza delle spalle. Tenendo un bastone o una sbarra leggera appoggiata alla nuca, inclinatevi in avanti, ruotate le spalle e cercate di toccare con l'estremità sinistra della sbarra il piede destro. Poi rialzatevi immediatamente e ripetete il movimento, questa volta cercando di far toccare all'estremità destra il piede sinistro. Lee stabilì che 50 ripetizioni fossero il minimo che una persona dovesse eseguire.

4. CALCIO A RANA

Il calcio a rana è considerato una creazione di John Ziegler, che negli anni Sessanta lavorava presso lo York Barbell Club in Pennsylvania, che ha dichiarato: «I calci a rana allungano e definiscono il girovita e allo stesso tempo aiutano a rimuovere i centimetri in eccesso che si depositano nei bassi addominali». L'esecuzione è semplice – appendetevi a una sbarra e portate le ginocchia al petto. Ripetete per 15-20 ripetizioni. È facile ma efficace, e sembra faccia anche miracoli per il mal di schiena.

5. PIEGAMENTI LATERALI

Come la torsione in piedi, i piegamenti laterali si concentrano sui muscoli obliqui. State in piedi con le gambe divaricate, con entrambe le braccia sui fianchi e un manubrio in una mano. Assicuratevi di tenere le ginocchia ferme e dritte, piegate il torso direttamente sul lato in cui tenete il manubrio, finché il peso è alla stessa altezza del ginocchio. Poi riportate lentamente il corpo in posizione eretta, inclinando il tronco leggermente oltre la perpendicolare. Durante questo movimento, sia il gomito del braccio con il peso sia le ginocchia devono essere mantenuti fermi. Dopo 2-4 serie da 15-20 ripetizioni su un lato, spostate il manubrio sull'altra mano e ripetete il movimento. Lee consigliava anche di espirare mentre si inclinava e di inspirare mentre si riportava il corpo in posizione eretta.

Ridurre e allenare l'area addominale

Lee riteneva che il tipo di cibo che si ingerisce determini in definitiva lo spessore e la densità del tessuto esterno che copre gli addominali e, una volta che con l'allenamento avrete tolto questo tessuto grasso attraverso una combinazione di una dieta poco calorica e una sufficiente attività aerobica o di resistenza, potrete semplicemente continuare con un programma di allenamento giornaliero e una dieta corretta. Lee allenava i suoi addominali tutti i giorni, il che manteneva tonica la sua parete addominale e incredibilmente sottile la sua vita (al suo minimo 66 centimetri!). Lee mangiava sempre i cibi sani, specialmente quelli con molte proteine. Pensava che fosse opportuno limitare al minimo gli amidi, gli zuccheri e i grassi – dopotutto, perché aggravare il problema quando ci stai lavorando su?

I programmi di allenamento di Lee per gli addominali

ESERCIZI PER LA FASCIA ADDOMINALE

1. torsioni della vita – 6 serie da 70
2. torsioni in piedi – 6 serie da 20
3. sollevamenti di gamba – 6 serie da 20
4. torsioni in piegamento – 6 serie da 50
5. calci a rana – 4 serie di quante ripetizioni possibili

ESERCIZI PER LA VITA (2 SERIE)

1. addominali sulla *roman chair*
2. sollevamenti delle gambe
3. piegamenti laterali

Suggerimenti e consigli sull'allenamento addominale

1. Lavorate con velocità, ma concentrati.
2. Quando non riuscite più a svolgere l'intera ripetizione, continuate con una piccola serie di movimenti parziali per dare al muscolo più sviluppo e separazione.
3. Alla fine di ogni allenamento, una sessione di tensione addominale (cioè di contrazioni statiche) aiuta a migliorare la definizione.

Bruce Lee metteva in guardia gli allievi dalla credenza secondo cui la semplice esecuzione di lavoro addominale potesse essere un mezzo per bruciare i grassi. In se stesso l'allenamento non è in grado di portare a questo risultato. Gli esercizi per gli addominali faranno aumentare la vostra massa muscolare. Per ridurre i depositi di grasso, bisogna fare attenzione alle abitudini alimentari e al ritmo del vostro allenamento.

Gli appunti di Bruce Lee sull'allenamento addominale

La regione degli addominali e della vita coordina tutte le parti del corpo e funziona da centro o generatore. Imparate a controllarla e controllerete tutto il corpo.

Allena gli addominali ogni giorno e con pazienza. I risultati arriveranno.

Il modo corretto di fare gli addominali non è semplicemente andare su e giù, ma di arrotolarsi su, di avvolgere la schiena come un foglio di carta.

10
AVAMBRACCI

Bruce Lee era un fermo sostenitore dell'allenamento dell'avambraccio per migliorare la presa e la potenza dei suoi pugni. «Era un fanatico dell'avambraccio» ricorda Linda Lee Cadwell, ridendo. «Se qualcuno inventava un nuovo programma per l'avambraccio, Bruce doveva conoscerlo.» Lee diede persino incarico a un suo vecchio amico di San Francisco, George Lee di costruirgli diversi attrezzi di allenamento per l'avambraccio. «Mi mandava un sacco di disegni di at-

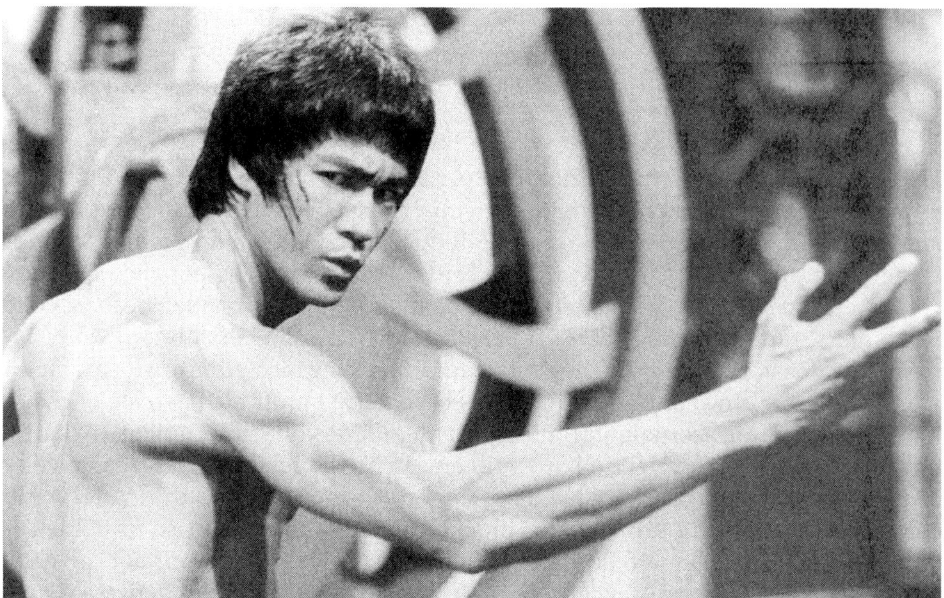

trezzi per l'allenamento» dice George Lee «e io li costruivo secondo le sue indicazioni.» Bob Wall ricorda che la devozione di Lee per l'allenamento degli avambracci gli diede grossi risultati in termini di potenza e massa muscolare. «Bruce aveva i più grandi avambracci rispetto al proprio corpo che abbia mai visto» spiega Wall. «Voglio dire, aveva degli avambracci enormi! Aveva delle dita e dei polsi incredibilmente potenti – le sue braccia erano semplicemente straordinarie.» Lee era in grado di sconfiggere qualsiasi avversario nella lotta con i polsi, una competizione dove le braccia dei due contendenti sono completamente estese e ciascuno deve piegare i polsi dell'altro. Lee non solo si esercitava nella lotta con i polsi, ma secondo Herb Jackson, un amico di famiglia di Lee e una delle altre persone che costruiva attrezzature per Bruce, «desiderava diventarne campione mondiale». «Afferrare un avambraccio di Bruce era come prendere in mano una mazza da baseball» dice Taky Kimura, uno dei suoi amici più cari e un uomo che ha continuato a insegnare l'arte di Lee in classi private a Seattle. Lee era così ossessionato dal rinforzare i suoi avambracci che li allenava tutti i giorni. «Diceva che il muscolo dell'avambraccio era molto, molto denso, quindi bisognava allenarlo tutti i giorni per renderlo più forte» ricorda Dan Inosanto.

Come il resto del suo corpo, gli avambracci di Lee avevano una notevole potenza, che esplodeva in devastanti tecniche di pugno. Questo capitolo descrive in dettaglio gli esercizi per gli avambracci preferiti da Lee e le sue istruzioni su come eseguirli.

Esercizi per gli avambracci

1. WRIST-ROLLER

Uno degli esercizi preferiti di Bruce Lee per allenare gli avambracci era il semplice *wrist-roller*. Nella rotazione del polso, una barra spessa con una corda appesa a un'estremità a cui è attaccato un peso di qualche chilo è un modo molto efficace per sviluppare gli avambracci. Per sfruttarne al massimo i benefici, afferrate con una presa sicura la sbarra, tenendola davanti a voi. Poi, con le nocche rivolte verso l'alto, fare ruotare la sbarra finché la corda è completamente arrotolata introno alla sbarra. Mentre avvolgete la corda non piegate i gomiti, altrimenti gli effetti dell'esercizio si annulleranno e lo sforzo verrà vanificato. Cercate anche di tenere la sbarra orizzontale in ogni momento. Ogni volta che ruotate la sbarra, muovete la mano descrivendo l'arco più ampio possibile. Ruotate la sbarra velocemente e usate un peso abbastanza leggero da permettervi di arrotolare la corda quattro volte. Inoltre, dovete aumentare gradualmente il peso usato nell'esercizio. Il peso deve essere limitato, per via della fatica che comporta. Dato che i polsi e gli avambracci si stancano durante questo esercizio, la tendenza è quella di girare la sbarra poco alla volta. Tuttavia, dovreste girare la sbarra il più possibile per ottenere il massimo vantaggio. Il *wrist-roller* è un ottimo esercizio per gli avambracci e per i polsi e deve essere inserito nel vostro programma di allenamento. È stato utilizzato per anni da molti eccezionali strongman.

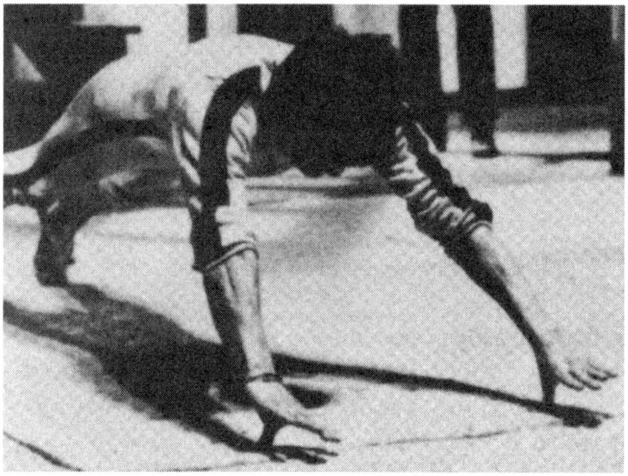

2. FLESSIONI SULLE PUNTE DELLE DITA

Le flessioni sulle dita sono un ottimo modo per potenziare le dita. All'inizio potrebbe essere necessario usare tutte le dita per tenere sollevato il corpo, ma con il loro rafforzamento dovreste riuscire a usare un dito in meno, fino ad arrivare al livello di Lee, che era in grado di eseguire questo esercizio con l'indice e il pollice di una sola mano!

3. CURL ROVESCIATO

Il curl rovesciato rafforza i muscoli estensori nella parte posteriore degli avambracci. Afferrate un bilanciere con il dorso delle mani rivolto verso di voi, state in piedi in modo che il bilanciere sia appoggiato davanti alle cosce. Tenendo immobili le spalle, piegate i gomiti e sollevate il bilanciere fino a che gli avambracci non sono paralleli a terra. Fermatevi per 2 secondi e poi continuate il movimento fino a toccare il petto con la sbarra. Abbassate il bilanciere alla stessa velocità usata nel movimento verso l'alto, fermandovi di nuovo quando gli avambracci sono orizzontali a terra. Inspirate mentre sollevate il peso, espirate quando lo abbassate.

4. CURL ROVESCIATO CON I CAVI

Eseguire il curl rovesciato usando un cavo e una carrucola a terra fornisce una tensione costante al gruppo muscolare interessato (in questo caso il muscolo brachiale della parte superiore del braccio) dall'inizio alla fine dell'esercizio. In realtà, la presa con i palmi rivolti verso il basso rappresenta la posizione di massimo svantaggio meccanico per i bicipiti. Tutte le variazioni del curl rovesciato si concentrano sui muscoli superiori ed esterni dell'avambraccio, sui bicipiti e i muscoli brachiali, e secondariamente sui flessori dell'avambraccio. Per eseguire questo movimento, afferrate le maniglie attaccate alle carrucole a terra della Marcy Circuit Trainer. Divaricate i piedi a una distanza comoda e assumete una posizione eretta, con le braccia tese, direttamente dalle spalle alla carrucola. In questa posizione, spingete la parte superiore delle braccia contro i lati del torso e tenetele ferme per tutta la durata della serie, assicurandovi di tenere i polsi dritti. Senza permettere al torso di muoversi avanti o indietro, sollevate lentamente la maniglia destra descrivendo un arco semicircolare dal punto di partenza fin sotto il mento. In questa posizione contraete per un momento e il più possibile la parte superiore del braccio e i muscoli dell'avambraccio, poi, mentre iniziate a riportare verso il basso la maniglia descrivendo lo stesso arco, iniziate a sollevare la maniglia sinistra. Continuate, alternando, finché non avrete eseguito 12 ripetizioni.

5. GRIPPING MACHINE

Questo attrezzo fu costruito per Bruce Lee dal suo amico e allievo, George Lee. Bruce Lee di fatto progettò la macchina e diede incarico a George Lee (che era un capace forgiatore) di costruirla. L'attrezzo era tenuto nell'ufficio di Bruce a Bel Air, così che poteva allenare la presa o i muscoli flessori degli avambracci ogni volta che aveva un momento libero. La macchina aveva una sbarra superiore, che era bloccata, e una maniglia inferiore, che poteva essere alzata fino a toccare la sbarra superiore. Attaccato alla maniglia inferiore c'era un supporto che poteva reggere diversi dischi da bilanciere (che sommati, in alcuni casi, davano un peso totale di più di 50 chili!), che fornivano la resistenza di cui Lee aveva bisogno per sollecitare i suoi avambracci in progressione. Lo scopo di questo esercizio era di aprire e serrare la mano a pugno, con ogni movimento della mano soggetto a un intenso sovraccarico di lavoro muscolare. Lee prima eseguiva 20 ripetizioni con il pollice rivolto in avanti, poi ruotava la mano all'indietro e ne eseguiva altrettante, in modo da stimolare il più ampio numero possibile di fasce muscolari dell'avambraccio.

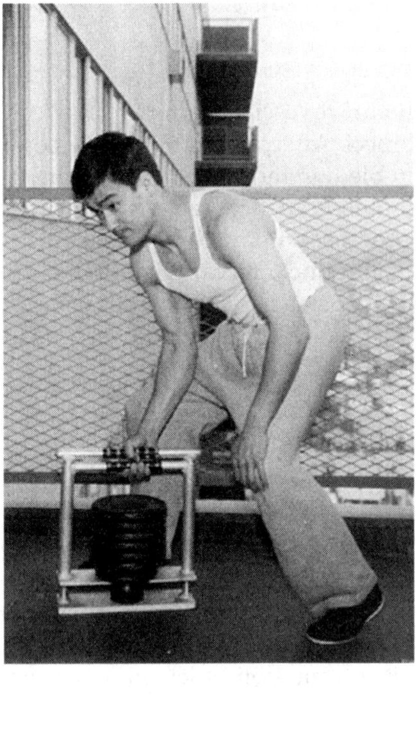

6. CURL DI POLSO CON BILANCIERE

Il curl di polso con bilanciere si concentra sui muscoli flessori nel lato inferiore dell'avambraccio. Per iniziare questo esercizio, afferrate un bilanciere con i palmi rivolti verso di voi e le mani alla larghezza delle spalle. Sedetevi e appoggiate gli avambracci sulle cosce in modo che le mani siano 5-7 centimetri davanti alle ginocchia. Mantenendo questa posizione degli avambracci, estendete i polsi, abbassate il bilanciere per quanto possibile, poi alzate il bilanciere con la sola forza degli avambracci. Ritornate alla posizione iniziale e ripetete. Il bilanciere deve essere afferrato con forza, e solo le mani devono muoversi in questo esercizio.

7. CURL DI POLSO ROVESCIATO

Il curl di polso rovesciato è spesso trascurato, ma è in grado di aggiungere volume e forza ai molti muscoli della parte superiore dell'avambraccio. Afferrate un bilanciere con i palmi rivolti verso terra. Le mani dovrebbero essere un po' più vicine della linea delle spalle. Sedetevi e appoggiate gli avambracci lungo le cosce in modo che siano 5-7 centimetri davanti alle ginocchia. Mantenendo questa posizione degli avambracci, abbassate il bilanciere per quanto possibile, poi contraete i muscoli flessori, sollevando il bilanciere con la sola forza degli avambracci. Ritornate alla posizione iniziale e ripetete. Come nell'esercizio precedente, il bilanciere deve essere afferrato con forza, e devono muoversi solo le mani.

8. SBARRA A LEVA

Qualsiasi cosa può diventare una sbarra a leva. Afferrate una sbarra per esercizi scarica appena a fianco del punto centrale e avrete una sbarra a leva. Bruce Lee usava la sbarra a leva abbastanza spesso: piegava i polsi verso l'alto per una serie di ripetizioni, poi cambiava presa e piegava i polsi all'indietro per un'altra serie di ripetizioni. Poi ruotava la sbarra in senso orario e antiorario per far lavorare ogni gruppo di fibre dei suoi avambracci. Certamente non ci può essere discussione sui risultati che ottenne!

9. SOLLEVARE PESI CON DITA DIVERSE

Questo tipo di esercizio, nel quale spesso si usa un solo dito, è un magnifico modo di costruire una presa salda. Il grande strongman tedesco Herman Corner spesso sollevava pesi con dita diverse in modo da rafforzare le sue dita affinché fossero in grado di tenere la presa sui pesi enormi che la sua schiena era in grado di sollevare negli stacchi da terra.

10. PRESA ISOMETRICA

La bellezza di questo esercizio è che avete bisogno semplicemente di qualcosa da afferrare (come un paio di pinze a molla o una pallina da tennis) e un po' di determinazione. Cercate di tenere la stretta per 10-15 secondi. L'unico difetto di questo esercizio è che non potete misurare i vostri miglioramenti a meno che non abbiate a disposizione un dinamometro. Può essere usata anche una bilancia, ma un dinamometro è meglio, dato che l'ago si ferma al valore più alto registrato durante la stretta.

I programmi di allenamento di Lee per l'avambraccio e la presa

ESERCIZI PER L'AVAMBRACCIO

1. curl di polso dal basso – 4 serie da 17
2. curl di polso dall'alto – 4 serie da 12
3. curl con sbarra a leva – 4 serie da 15
4. curl rovesciato – 4 serie da 6
5. rotazione del polso – 4 avvolgimenti completi
6. torsioni con la sbarra a leva – 3 serie da 10

ALLENAMENTO PER LA PRESA

1. *gripping machine* – 5 serie da 5
2. sollevamento con le dita – 5 serie da 5
3. presa ad artiglio – 5 serie da 5

SOLLEVAMENTI CON LE DITA

1. tutti e cinque (sinistra e destra)

ALLENAMENTO PER IL POLSO

1. rotazione del bilanciere – 5 serie da 5
2. sbarra a leva – 3 serie da 10
3. sbarra a leva estesa – 3 serie da 5

ALLENAMENTO PER L'AVAMBRACCIO

1. curl rovesciato – 3 serie da 10
2. curl con il palmo verso l'alto – 3 serie da 12
3. curl con il palmo verso il basso – 3 serie da 12
4. rotazione del polso completa

PRESA DELL'AVAMBRACCIO E POLSO

1. dita – sollevamento con le dita
2. presa – presa con le dita, presa ad artiglio, gripping machine
3. avambraccio – palmo in su, palmo in giù, curl rovesciato

Suggerimenti, indicazioni e programmi supplementari

All'inizio del programma di specializzazione per gli avambracci, che dovrebbe essere svolto circa tre volte a settimana, scegliete un esercizio per la parte interna dell'avambraccio e uno per la parte esterna. Iniziate con l'esercizio per la parte interna ed eseguite 3 serie da 10 ripetizioni. Dopo una piccola pausa, iniziate l'esercizio che avete scelto per la parte esterna ed eseguite 3 serie da 10 ripetizioni. Aggiungete una serie per ogni gruppo muscolare ogni settimana, finché non avete raggiunto le 6 serie per ciascun gruppo. Se i pesi diventassero leggeri mentre progredite, aggiungete qualche chilo di volta in volta, finché ci sarà uno sforzo effettivo nel fare le ultime ripetizioni della serie.

PROGRAMMA PER LA FORZA

Il programma per la forza inizia con qualsiasi peso siate in grado di sostenere per 5 serie da 15 ripetizioni. Cercate di aggiungere un po' più di un chilo ogni settimana e mantenere le ripetizioni a 15.

PROGRAMMA PER LA DEFINIZIONE

Il programma per la definizione richiede più ripetizioni e meno carico piuttosto che l'aggiunta di peso e può essere usato per dare varietà al programma per la forza. Iniziate con 6 serie da 20 ripetizioni e aggiungete 5 ripetizioni a settimana. In un mese salirete fino a 40 ripetizioni per serie.

PROGRAMMA PER IL VOLUME

Se i vostri avambracci sono troppo piccoli, e desiderate aumentarne la dimensione, spendete più tempo sulla parte interna dell'avambraccio dopo che avete concluso il vostro periodo di allenamento iniziale. Finché non avrete ottenuto la circonferenza che pensate sia adeguata per voi, scegliete due esercizi per la parte interna dell'avambraccio e fate 4 serie per ciascun esercizio, per un totale di 8 serie. Potete fare esperimenti sul peso e le ripetizioni per il gusto della variazione.

IL BISOGNO DELLA VARIAZIONE

È consigliabile cambiare esercizi mentre progredite nel vostro programma di allenamento. La varietà farà lavorare i gruppi muscolari usando angoli diversi e vi darà un migliore sviluppo generale.

USATE BILANCIERI E MANUBRI CON DELLE MANIGLIE SPESSE

Dato che i bilancieri e i manubri con delle maniglie spesse possono essere difficili da trovare, avvolgete uno spesso strato di gommapiuma o di adesivo intorno alla sbarra nel punto in cui deve essere afferrata. In questo modo, si può ottenere qualsivoglia spessore. Dopo un po' di allenamento con queste sbarre spesse, riempirete le maniche delle vostre camicie.

Gli appunti di Bruce Lee sull'allenamento degli avambracci

Eseguite gli esercizi con una completa estensione e contrazione mantenendo una presa salda sulla sbarra in ogni momento. Per avere risultati migliori, aggiungete volume alla sbarra avvolgendo qualcosa intorno a essa.

[a George Lee] La *gripping machine* che hai costruito per me è davvero ottima, e mi aiuta molto nel mio allenamento.

[a George Lee] Ti devo ringraziare ancora una volta per la *gripping machine.* Quando costruisci qualcosa, è sempre molto professionale...

11

GLI ESERCIZI PREFERITI DA BRUCE LEE PER IL COLLO E LE SPALLE

> Non dovremmo dimenticarci di allenare il collo e le spalle.
>
> *Bruce Lee*

Chiunque abbia visto la fenomenale sequenza in cui Bruce Lee fa roteare una lama nel film *L'urlo di Chen terrorizza anche l'Occidente*, è rimasto senza dubbio impressionato dai deltoidi e dai muscoli del collo di Lee, densi e definiti oltre l'immaginabile. L'unica volta in cui Lee si espresse pubblicamente sull'importanza dell'allenamento del collo fu durante un'intervista al canale televisivo B a Hong Kong nel 1972:

> Non dovremmo dimenticarci di allenare il collo e le spalle. Questo tipo di allenamento è molto importante negli sport. Nell'allenare i muscoli del collo, un atleta può usare il metodo del «neck press» o del «neck lift». Legate un peso alla testa e sollevatelo, poi spostatelo a destra e a sinistra. Con il passare del tempo i vostri muscoli del collo diventeranno più forti e potenti.

Più avanti nell'intervista, Lee spiegò le ragioni per cui uno dovrebbe sviluppare un collo forte nel suo allenamento:

> Se un uomo ha un collo forte, è probabilmente un uomo potente e sarà difficile da mettere al tappeto. Per un atleta è lo stesso. Chi fa boxe dovrebbe essere allenato in questo modo per non essere battuto facilmente. Chi pratica arti marziali dovrebbe fare più allenamento del collo in modo da avere un collo forte.

Con questo in mente, ecco gli esercizi per il collo e le spalle che Bruce Lee riteneva essere più efficaci.

1. PONTE DEL WRESTLER

Uno degli esercizi fondamentali per rafforzare e sviluppare il collo era il «ponte del wrestler». Per eseguire correttamente questo esercizio, sdraiatevi con la schiena a terra e mettete un cuscino o un materassino sotto le spalle. Avvicinate i piedi alle natiche. Con l'aiuto delle mani, inarcate la schiena in modo che siano non le spalle, ma le gambe e il cranio (che dovrebbe essere appoggiato al cuscino o al materassino) a sostenere il peso del corpo. Mantenendo questa posizione, afferrate un bilanciere leggero con una presa alla larghezza delle spalle e tiratelo dal volto al petto, e poi spingetelo tendendo le braccia. Tenendo il peso in questa posizione, abbassate le spalle con la sola forza del collo fino a farle quasi toccare terra, poi riportatele su. (Potrebbe essere necessario eseguire questo movimento senza pesi per le prime due settimane di allenamento.) Questo esercizio è efficace per costruire un collo forte e muscoloso. Lee raccomandava di iniziare a fare 8-10 ripetizioni con un peso iniziale consigliato di 7 chili.

2. VOGATORE IN PIEDI

Il vogatore in piedi si concentra particolarmente sul trapezio e sui muscoli deltoidi anteriori, ma ha effetti positivi anche sui muscoli collegati della schiena. Con i palmi rivolti verso il corpo, afferrate un bilanciere. Usando una presa stretta, lasciate che le braccia si distendano completamente in modo che il bilanciere sia appoggiato davanti alle cosce, e da lì tirate il bilanciere fino alla gola o al mento. Le gambe e il corpo dovrebbero rimanere dritti durante l'esercizio. Ripetete per 12 volte.

3. DISTENSIONI CON BILANCIERE IN PIEDI A PIEDI UNITI

Con le mani alla larghezza delle spalle, afferrate un bilanciere e alzatelo fino alle spalle. Poi sollevate (o «spingete») la sbarra sopra la testa finché le braccia non sono completamente distese. Ripetete per 8-12 ripetizioni. Questo esercizio è perfetto per sviluppare le spalle, alcuni muscoli della parte superiore della schiena e i muscoli estensori (tricipiti) della parte superiore delle braccia.

4. CLEAN AND PRESS

Per eseguire correttamente il *clean and press*, i vostri piedi dovrebbero essere divaricati alla larghezza delle spalle; in questa posizione avrete una buona spinta di gambe quando solleverete il peso fino al petto. La schiena deve essere dritta, e le mani devono afferrare la sbarra con una presa un po' più larga delle spalle e le braccia devono essere perfettamente tese, dato che la prima spinta è esercitata dai muscoli delle gambe e della schiena. Nell'alzare la sbarra da terra, tenete il peso ben bilanciato su entrambi i piedi e non troppo spostato né avanti né indietro. Il movimento dovrebbe essere vigoroso, con un'estensione rapida delle gambe e della schiena. Spingete forte e poi abbassatevi un poco sulle ginocchia per ricevere la sbarra al petto. Dovrebbe arrivare in posizione di spinta alla parte superiore del petto e le gambe dovrebbero essere tese immediatamente. Tutto questo è eseguito con un movimento veloce e continuo. Ripetete per 8-12 volte.

5. DISTENSIONI DIETRO IL COLLO

Una possibile variazione delle distensioni con bilanciere, che Lee usava ogni tanto, è la distensione dietro il collo. Questo esercizio si esegue nello stesso modo delle distensioni con bilanciere a piedi uniti e in piedi, con la variante che quando il bilanciere viene portato al petto, viene poi spinto verso l'alto e all'indietro oltre la testa, in modo che si appoggi sulla parte posteriore del collo. Mantenendo la posizione eretta del tronco, il movimento è semplicemente una distensione delle braccia e un abbassamento alla stessa velocità fino alla posizione iniziale dietro il collo. È importante tenere il tronco in posizione verticale durante questo esercizio. Ricordatevi di inspirare quando state eseguendo il movimento di distensione e di espirare quando abbassate il peso. Ripetete per 12 volte.

6. DISTENSIONI DI SPALLE DA SEDUTI

Come le distensioni in piedi con il bilanciere, le distensioni di spalle da seduti si concentrano sui deltoidi anteriori e mediali, i tricipiti e i muscoli della parte superiore della schiena che impartiscono forza rotazionale alla scapola. Per eseguire correttamente questo movimento, posizionate uno sgabello in mezzo alle maniglie della stazione di *shoulder press* della Marcy Circuit Trainer. Sedete sullo sgabello rivolti verso i pesi, afferrate le maniglie e distendete lentamente le braccia per spingerle sopra la testa. Fate una breve pausa, poi riportate lentamente le mani alla posizione iniziale e ripetete per 8-12 volte.

7. ALZATE LATERALI DI MANUBRIO IN PIEDI

Le alzate laterali sono un efficace movimento di isolamento per il capo laterale del deltoide o per i muscoli delle spalle. Possono essere eseguite da seduti o in piedi, anche se Lee preferiva la variante in piedi. Per ottenere il massimo beneficio da questo esercizio, state eretti, coi piedi leggermente divaricati e i manubri tenuti in posizione «di rilascio» davanti alle cosce. Tenendo le braccia diritte – e senza spostare indietro la vita – sollevate i manubri lateralmente, con le nocche rivolte verso l'alto, finché le mani non sono a livello delle spalle. Tenetele in questa posizione per un paio di secondi, e poi sollevate i manubri – con le braccia tese – finché non sono sopra la testa. Ritornate alla posizione iniziale, invertendo il movimento, di nuovo fermandovi a livello delle spalle. Inspirate mentre i pesi vengono sollevati, espirate quando li abbassate. Ripetete per 8-12 volte.

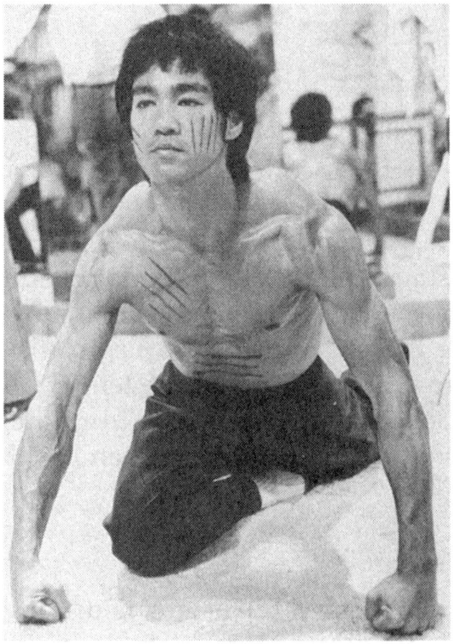

12
GLI ESERCIZI PREFERITI DA BRUCE LEE PER IL TORACE

Bruce Lee non desiderava avere un torace grosso, da bodybuilder, per il semplice motivo che non era funzionale ai suoi scopi. Infatti, egli considerava un torace eccessivamente sviluppato come un ostacolo che poteva impedire a una persona di ripararsi correttamente se avesse subito un colpo improvviso alla sezione mediale. Ma Lee sicuramente riconosceva l'importanza di un torace forte. Sapeva bene che spostare una mano sulla linea mediale per bloccare un colpo richiede la contrazione dei pettorali, i muscoli del torace. I pettorali sono coinvolti in ogni tipo di pugno, come i montanti, i ganci e i diretti, dato che la loro funzione primaria è far muovere il braccio da una posizione distesa verso la linea centrale del corpo. Le istruzioni che seguono furono scritte da Lee per il suo allievo Dan Inosanto e documentano la conoscenza di Bruce delle varie regioni del petto su cui si concentravano gli specifici esercizi per il torace. Ogni esercizio va eseguito per 3 serie da 12 ripetizioni.

1. BENCH PRESS

Per eseguire correttamente la *bench press*, sdraiatevi su una panca piana in modo da avere le spalle ben ferme contro di essa. Sollevate un bilanciere con le braccia tese e una presa larga. Abbassate il bilanciere al petto, poi portatelo sopra la testa con le braccia tese, assicurandovi che rimanga abbastanza in alto sopra il torace e non si sposti troppo verso gli addominali quando viene abbassato. Inspirate bene quando abbassate il bilanciere al petto, ed espirate mentre completate la distensione a braccia tese.

2. BENCH PRESS SULLA MARCY CIRCUIT TRAINER

Questo esercizio può essere eseguito su una panca piana, inclinata o abbassata, ed è simile a quello eseguito con un bilanciere. La *bench press* con la Marcy Circuit Trainer ha effetto sull'intera massa muscolare dei pettorali, mentre è opinione comune tra i bodybuilder che le distensioni su una panca inclinata si concentrino sulla parte superiore dei pettorali e che quelli su una panca abbassata si focalizzino sulle sezioni inferiori ed esterne del complesso dei muscoli pettorali. Tutte e tre le variazioni sforzano anche le teste dei deltoidi anteriori-mediali, i tricipiti e i muscoli della parte superiore della schiena. Dato che Bruce Lee usava una panca piana quando eseguiva le *press* con la macchina, questo sarà il movimento su cui ci concentreremo.

Infilate una panca corta fra le maniglie della stazione di *bench press* della macchina Marcy Circuit Trainer. La panca dovrebbe essere posizionata in modo che le articolazioni delle spalle si trovino sotto le maniglie quando siete sdraiati. Allungatevi per afferrare le maniglie con una presa dall'alto verso il basso. Tendete le braccia fino a quando non saranno completamente tese sopra le spalle. Assicuratevi di tenere indietro i gomiti mentre eseguite il movimento, e piegate lentamente le braccia finché le mani non si trovano all'altezza delle spalle. Senza far rimbalzare i pesi sulla pila, spingete lentamente le maniglie verso l'alto finché le braccia non sono di nuovo tese.

3. PRESS RECLINATA

L'esercizio di *press* reclinata dovrebbe appartenere al repertorio di qualsiasi bodybuilder, dato che nessun esercizio è così efficace nel definire la parte inferiore dei pettorali. Per eseguire questo movimento, avrete bisogno di una panca speciale che si abbassa e che ha dei supporti imbottiti a cui si possano agganciare i piedi in modo da avere un sostegno ulteriore. Togliete il bilanciere e tenetelo sopra il petto, finché non ottenete una sensazione di controllo ed equilibrio. Poi abbassate lentamente il bilanciere fino allo sterno. Fate una breve pausa prima di sollevare il bilanciere fino alla posizione di partenza.

4. PRESS INCLINATA

La *press* inclinata può essere eseguita sia con un bilanciere sia con dei manubri, ed è un esercizio chiave per avere deltoidi massicci e definiti. C'è bisogno di una speciale panca inclinata che abbia dei supporti per sostenere i pesi. Sdraiatevi sulla panca e afferrate il bilanciere con una presa alla larghezza delle spalle. Distendete completamente le braccia, fate una breve pausa in questa posizione e, una volta che siete in equilibrio, abbassate lentamente il bilanciere fino alla parte superiore del petto. Fate una breve pausa in questa posizione e poi spingete il bilanciere fino alla posizione iniziale.

5. BENCH PRESS CON PRESA STRETTA

La *bench press* con presa stretta si esegue con le mani più vicine. L'esecuzione, a parte la posizione delle mani, è identica a quella della *bench press*. Questo esercizio ha un impatto incredibile per aumentare lo spessore dei pettorali e per gonfiarli. Tuttavia, se le mani si toccano, i tricipiti sono più sotto sforzo rispetto ai pettorali. Ripetete per 6-12 ripetizioni.

6. PRESS CON I MANUBRI

Un'altra variazione della *bench press* con il bilanciere è la *press* con i manubri che garantisce un allungamento molto più ampio rispetto alla *bench press* eseguita con il bilanciere dato che i gomiti possono abbassarsi di più, ampliando quindi l'arco di movimento effettivo.

7. PULLOVER CON IL BRACCIO PIEGATO

Per eseguire correttamente questo esercizio, sdraiatevi su una panca piana e afferrate un bilanciere. La sbarra viene tenuta sopra il petto con le braccia tese, piegando leggermente i gomiti. Da questa posizione, portate le braccia dietro la testa (tenendo i gomiti leggermente piegati), finché non avvertite il massimo allungamento del muscolo gran dorsale. A questo punto riportate la sbarra alla posizione iniziale sopra il petto.

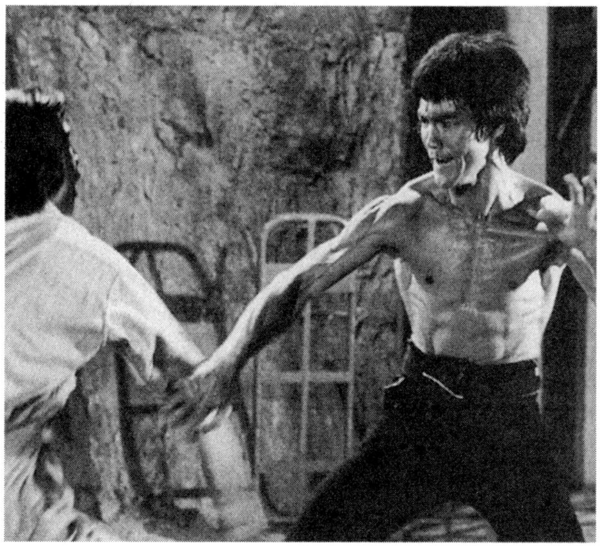

8. PULLOVER IN DISCESA

L'angolo di inclinazione di questa variazione del pullover causa una marcata definizione intorno e sotto i pettorali, ancora di più, secondo un'autorità nel campo come Joe Weider, rispetto a qualsiasi altro esercizio per il petto. L'esecuzione del pullover in discesa è identica a quella del pullover con il braccio piegato, a eccezione della panca su cui viene eseguito.

9. APERTURE CON I MANUBRI

Questo è il principale esercizio di isolamento per il petto. Sdraiatevi su una panca piana, tenendo una coppia di manubri con le braccia tese sopra il petto. Avvicinate i piedi alle natiche, piegando le ginocchia. Con un leggero piegamento dei gomiti, abbassate lentamente i manubri finché non avvertite un leggero allungamento fra i pettorali. Da questa posizione, risollevate i pesi fino alla posizione di partenza, descrivendo un arco ampio (il movimento va eseguito come se steste abbracciando un grande albero), usando solamente la forza dei pettorali.

10. INCROCIO CON I CAVI

I cavi consentivano a Lee di allungare i suoi pettorali con più efficienza, dato che c'era effettiva resistenza dall'inizio alla fine del movimento. Afferrate due maniglie dei cavi sopra la testa, afferrandone una per mano e piegandovi leggermente in avanti. Stendete le braccia in entrambi i lati. Mentre riavvicinate le mani, lasciate che si incrocino davanti a voi, continuando a tirare finché non avvertite una piena contrazione dei pettorali. Tenete questa posizione per un momento prima di sciogliere la tensione e lasciate che le braccia vengano riportate alla posizione iniziale. Lee usava spesso i cavi, dato che aveva capito che oltre a definire finemente i pettorali gli permettevano di rinforzare i muscoli primari necessari per tirare qualsiasi tipo di pugno di potenza.

13
GLI ESERCIZI PREFERITI DA BRUCE LEE PER LA SCHIENA

La prima e unica volta in cui ho visto un'intera platea restare a bocca aperta alla vista del fisico di un uomo è stato quando avevo sedici anni. Ero seduto in un cinema pieno di gente mentre guardavo Bruce Lee a petto nudo che eseguiva una serie di esercizi di riscaldamento nel film *L'urlo di Chen terrorizza anche l'Occidente*. Durante questa sequenza, che era ambientata sul balcone di un condominio, Lee passò da un esercizio isometrico di spinta sulle mani a una distensione completa dei muscoli dorsali – e in quell'istante un atletico praticante di arti marziali divenne Superman! Tutto il pubblico rimase improvvisamente e collettivamente senza fiato, e l'immagine di Lee è ancora oggi viva nella mia mente.

Lee aveva i dorsali più pronunciati mai visti sul grande schermo. Bruce aveva le spalle larghe con una vita relativamente piccola, il che gli dava un naturale effetto rastremato. Ciò nonostante, sviluppare e mantenere i suoi dorsali richiedeva dell'allenamento disciplinato. Qui ci sono gli esercizi che Lee usò per sviluppare i dorsali e tutti gli altri muscoli della schiena.

Esercizi per la parte superiore della schiena

1. VOGATORE (VOGATORE PIEGATO IN AVANTI CON BILANCIERE)

Per eseguire questo esercizio, afferrate un bilanciere e appoggiatelo sulle cosce. Posizionate i piedi a 20 centimetri di distanza e piegatevi in avanti all'altezza della vita, tenendo la schiena il più dritta possibile. Tenete questa posizione. Sollevate il bilanciere fino alla parte inferiore del petto piegando le braccia e sollevando all'indietro i gomiti. La sbarra deve sollevarsi finché non tocca le costole inferiori. Inspirate durante il sollevamento ed espirate quando abbassate il peso.

2. VOGATORE CON UN BRACCIO ALLA CARRUCOLA BASSA

Questo esercizio è ottimo per sviluppare i gran dorsali, anche se alcuni esperti sostengono che lo sforzo si concentra sull'area inferiore o di inserzione di questo gruppo muscolare. Sollecita anche i deltoidi posteriori, i bicipiti, i muscoli brachiali e i muscoli flessori dell'avambraccio. Per eseguire correttamente questo movimento, dovete prima attaccare una maniglia al cavo di una carrucola a terra. Afferrate la maniglia con la mano destra e indietreggiate di circa un metro rispetto alla carrucola a terra. Appoggiate la mano destra sul ginocchio destro e stendete il braccio sinistro verso la carrucola. Iniziando con il palmo rivolto verso terra, tirate la mano lentamente fino a toccarvi il fianco, ruotando simultaneamente la mano in modo che alla fine del movimento il palmo sia rivolto verso l'alto. Eseguite il movimento al contrario e riportate lentamente la maniglia al punto di partenza. Eseguite 8-12 ripetizioni, poi spostate la maniglia alla mano sinistra e ripetete l'esercizio. Assicuratevi di eseguire lo stesso numero di ripetizioni e serie per ciascun braccio.

3. REMATORE A UN BRACCIO CON MANUBRIO (O KETTLEBELL)

Una *kettlebell* è un tipo di manubrio con una maniglia (molto simile a quella di una valigia). La *kettlebell* vi permette di eseguire gli esercizi con manubri senza sforzi eccessivi per i polsi e aumenta di fatto l'ampiezza effettiva del movimento nei più comuni esercizi con i manubri.

Come in molti esercizi di vogatore, il rematore a un braccio con manubrio – eseguito con o senza l'aiuto di una *kettlebell* – sforza principalmente il gran dorsale, il trapezio, il deltoide posteriore, il bicipite, il muscolo brachiale e i flessori degli avambracci, e secondariamente anche gli altri muscoli della schiena. Per eseguire questo esercizio, posizionate una *kettlebell* relativamente pesante per terra, di fianco a una panca piana. Afferrando il peso con la mano sinistra, posizionate la mano destra sulla panca in modo da tener fermo il torso in una posizione parallela a terra (una posizione che dovreste mantenere per la durata della serie). Spostate il piede destro in avanti e il piede sinistro indietro, tendete le braccia e sollevate la *kettlebell* a 5-7 centimetri da terra. Tenendo il gomito indietro, sollevate la *kettlebell* finché i pesi interni non vi toccano il fianco. In questa posizione, ruotate verso l'alto la spalla sinistra e poi riportate lentamente la *kettlebell* alla posizione iniziale. Fate 8-12 ripetizioni, invertite la posizione del corpo, trasferite la *kettlebell* sulla mano destra, e ripetete l'esercizio con l'altro braccio per lo stesso numero di ripetizioni.

4. PUGNI CON I PESI

Bruce Lee eseguiva diversi esercizi di pugno tenendo in mano dei manubri leggeri. Secondo Lee, questa tecnica non solo sviluppava l'incisività dei suoi pugni, ma sforzava effettivamente i muscoli gran dorsali. State in piedi con la schiena dritta e portate due manubri al petto. Spostate in avanti il piede destro e, allo stesso tempo, eseguite un pugno con la mano sinistra. Ripetete con il piede sinistro in avanti allungando il braccio destro. Questo, ovviamente, è solo un modo di eseguire l'esercizio; potete anche eseguire 100 ripetizioni di pugni in qualsiasi posizione siete soliti tenere.

5. TRAZIONI DIETRO IL COLLO

Questo esercizio veniva eseguito da Lee solo dopo che ebbe montato la sua Marcy Circuit Trainer, nel gennaio 1973. Il movimento richiede una carrucola sopra la testa e una sbarra ricurva, che vi permetterà di ottenere il massimo grado di movimento possibile. Le trazioni dietro il collo sforzano i gran dorsali e i muscoli collegati. Sviluppano la potenza di presa degli estensori delle braccia, gli adduttori e i muscoli rotatori verso l'interno. Il deltoide posteriore e il teres maggiore partecipano insieme al gran dorsale nella trazione verso il basso, come il pettorale maggiore, il capo mediale del bicipite, il coracobrachiale, il teres minore, e l'infraspinatus. All'inizio, sono coinvolti la porzione superiore del trapezio e il muscolo elevatore della scapola. Alla fine della trazione intervengono anche i romboidi e i muscoli medi e bassi del trapezio. Per eseguire questo movimento, inginocchiatevi davanti alla macchina per i dorsali, afferrate la sbarra con una presa larga e lasciate che il peso vi faccia distendere completamente le braccia sopra la testa. Da questa posizione, tirate lentamente la sbarra verso il basso e dietro il collo, assicurandovi di guardare in avanti per tutta la durata dell'esercizio. Una volta che avete concluso il movimento nella posizione com-

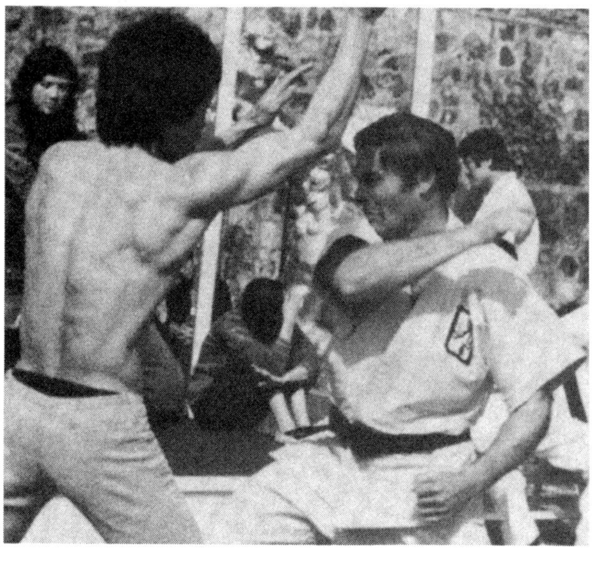

pletamente contratta, fate una pausa per un secondo o due, poi lasciate che la sbarra riporti le braccia nella posizione completamente distesa. Secondo le istruzioni che erano incluse con la Marcy Circuit Trainer di Lee, bisognerebbe fare la maggior quantità di ripetizioni possibile in un intervallo di 30 secondi.

6. CHIN UP (PRESA DALL'ALTO VERSO IL BASSO) – TRAZIONI ALLA SBARRA IN SUPINAZIONE

Uno degli esercizi preferiti di Lee per la schiena era il *chin up*. Non richiede alcuna carrucola speciale o qualche altro attrezzo di allenamento. Lee lo ha eseguito per anni, alternando le trazioni in avanti in cui il petto tocca la sbarra a quelle indietro, in cui è la nuca a toccare la sbarra. Secondo George Lee, suo vecchio amico e compagno di allenamenti a Oakland, Bruce Lee poteva eseguire anche altre variazioni di questo esercizio: «Bruce era eccezionalmente forte. Mi ricordo di averlo visto eseguire 50 alzate alla sbarra con un solo braccio. Era incredibile!». Ovviamente manovre di questo tipo richiedono una forza eccezionale, ma come tutti gli atleti, Lee arrivò a questi livelli gradualmente.

Il *chin up* standard era l'esercizio che Lee eseguì con più costanza. Di solito lo effettuava con le mani rivolte in avanti, usando una presa dall'alto verso il basso (in supinazione) sulla sbarra, con le nocche sollevate e le mani leggermente più

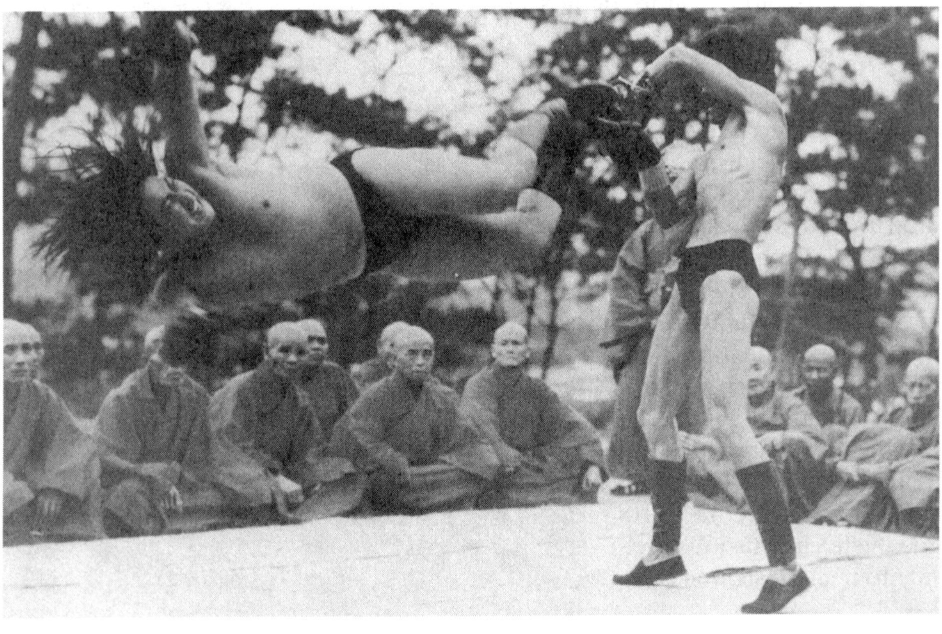

larghe delle spalle. Tenendo i talloni ben indietro e senza nessun movimento in avanti del corpo o spinta, si tirava verso l'alto fino a toccare la sbarra con il petto o la nuca, poi si abbassava alla posizione di partenza. Se riuscite a eseguire 3 serie di 8-10 ripetizioni di questo esercizio, state facendo bene. La resistenza può essere aumentata (dovesse il movimento divenire semplice) semplicemente aggiungendo del peso alla vita o nell'incavo del ginocchio piegato.

Esercizi per la parte inferiore della schiena

1. GOOD MORNING

Anche se Bruce si infortunò seriamente alla schiena svolgendo questo esercizio ciò avvenne più per via del riscaldamento non appropriato che per il movimento in sé. Comunque, prima di tentare questo esercizio, sarebbe saggio dare ascolto ai pensieri di Lee su come si era infortunato la schiena e sulla lezione che apprese dall'incidente.

> Eseguire il *good morning* con del peso aggiuntivo fu una mia stupidaggine. Tutto quello di cui si ha bisogno è la sbarra stessa.

Prima di questo infortunio, il movimento *good morning* era stato un caposaldo del programma trisettimanale di allenamento con i pesi di Bruce Lee. Per eseguire questo esercizio in sicurezza, riscaldatevi a sufficienza con un peso più leggero rispetto a quello che userete per l'esercizio. Solo dopo che i muscoli della schiena (lombari) sono riscaldati a sufficienza, potete – se volete – aggiungere un po' di peso per sforzarli ulteriormente. Per iniziare, state in piedi con le gambe divaricate alla larghezza delle spalle, tenendo un bilanciere dietro il collo. Piegate il tronco in avanti, tenendo la testa rivolta in avanti, in modo che la sbarra non rotoli dal collo a terra. Cercate di piegare il torso affinché formi un angolo di 90° con le gambe. Ritornate alla posizione verticale ed eseguite 8 ripetizioni. Espirate mentre abbassate il tronco, inspirate mentre vi sollevate. Il peso iniziale consigliato potrebbe essere di 7 chili – nel momento dell'infortunio Lee era arrivato a 61 (pari al suo peso corporeo di quel tempo).

2. IPER-ESTENSIONI

L'iper-estensione si concentra sui tendini, i glutei e i muscoli erettori spinali. Uno sforzo minimale secondario interessa gli altri muscoli della schiena. Sdraiatevi su una panca per iper-estensioni in modo che il bacino sia appoggiato all'imbottitura. Tenete le gambe dritte per l'intera durata della serie e incrociate le mani dietro la nuca. Lasciate che il torso penda in avanti. Usate la forza della parte inferiore della schiena, dei glutei e tendini per sollevare il torso finché sarà parallelo al pavimento. Ritornate lentamente al punto d'inizio e e fate almeno 20 ripetizioni. Se non avete una panca per iper-estensioni potete comunque eseguire questo movimento con l'aiuto di un compagno di allenamento. Semplicemente sdraiatevi con le gambe su una panca per esercizi o un tavolo solido. Il vostro compagno può tenere ferme le gambe spingendovi le caviglie verso il basso.

3. STACCHI DA TERRA

Questo è uno dei migliori movimenti per costruire la massa muscolare della schiena e per aumentare la potenza globale del corpo. Stressa principalmente i muscoli erettori spinali, le natiche, i quadricipiti, i flessori degli avambracci e i muscoli del trapezio. Secondariamente interessa anche tutti gli altri gruppi muscolari del corpo. Per eseguire questo movimento, caricate un bilanciere e preparatelo per terra. Divaricate i piedi all'incirca alla larghezza delle spalle e tenete gli stinchi a contatto con la sbarra. Piegatevi e afferrate la sbarra con una presa dall'alto alla larghezza delle spalle. Tenete le braccia dritte durante tutto il movimento. Appiattite la schiena e piegate i fianchi in modo da assumere la corretta posizione di sollevamento – le spalle devono essere sopra il livello dei fianchi, e i fianchi sopra il livello delle ginocchia. Alzate lentamente il bilanciere da terra e appoggiatelo sopra la parte superiore delle cosce, prima stendendo le gambe e poi estendendo il torso. Eseguite il movimento al contrario e riportate lentamente il bilanciere a terra descrivendo lo stesso arco. Ripetete il movimento per 8-12 ripetizioni.

4. STACCHI DA TERRA A GAMBE TESE

Bruce Lee eseguiva lo stacco da terra a gambe tese nel 1969. Pensava fosse un modo efficace di rafforzare la parte inferiore della schiena, per tecniche come le prese (come quelle del judo, del wrestling e del jujitsu). Per eseguire questo movimento, afferrate un bilanciere con una presa salda dall'alto verso il basso e sollevatelo finché non è sospeso davanti alle cosce. Tenendo le braccia e le gambe diritte, piegatevi in avanti finché il bilanciere non tocca quasi terra. Ritornate alla posizione eretta senza pause, spostando ben indietro le spalle. Svolgete 12 ripetizioni. Questo è un esercizio generale che coinvolge praticamente tutti i muscoli della schiena. Inspirate mentre sollevate il peso, espirate quando lo abbassate.

14
GLI ESERCIZI PREFERITI DA BRUCE LEE PER LE BRACCIA

Come abbiamo visto, le braccia di Bruce Lee erano estremamente muscolose. Ogni volta che faceva un cenno o eseguiva una tecnica contro un avversario, le fibre dei suoi muscoli guizzavano attraverso le braccia. I suoi bicipiti erano tesi al massimo e densi, mentre i suoi tricipiti (specialmente i capi laterali) erano eccezionalmente striati. Lee non allenava le braccia per farle vedere; il loro aspetto era semplicemente un prodotto secondario dell'allenamento in cui si impegnava per sviluppare la forza e la velocità di cui aveva bisogno. Lee divise la sua ricerca sull'allenamento delle braccia in due categorie, una per i bicipiti e l'altra per i tricipiti. Questo capitolo presenta gli esercizi che pensava fossero più utili per sviluppare i muscoli in entrambe le categorie.

Esercizi per i bicipiti

1. CHIN UP CON I PALMI VERSO L'ALTO

Anche se è da sempre considerato un esercizio per costruire la schiena, il *chin up* è anche un esercizio per i bicipiti. Per stimolare pienamente questi muscoli, i palmi devono essere rivolti verso di voi mentre eseguite l'esercizio e la vostra presa deve essere relativamente ravvicinata. Saltate in alto e afferrate con una presa stretta, dal basso verso l'alto, la sbarra per i sollevamenti (devono esserci 15-20 centimetri di spazio fra le mani). Raddrizzate completamente le braccia. Potete sia tenere le gambe dritte sia piegarle o incrociarle. Tiratevi su lentamente fino alla sbarra piegando le braccia. Al culmine, il mento dovrebbe essere più in alto della sbarra. Tenete questa posizione contratta per un momento, poi abbassatevi di nuovo alla posizione di partenza.

2. CURL IN PIEDI CON BILANCIERE

Afferrate un bilanciere con una presa alla larghezza delle spalle, con i palmi rivolti in avanti, e state in piedi con le mani tese davanti alle cosce, tenendo i gomiti diritti. Mantenendo questa posizione, alzate lentamente il peso fino alle spalle piegando i gomiti, tenendo ferma la parte superiore delle braccia. Portate la sbarra fino al mento e contraete i muscoli per un paio di secondi, prima di abbassare lentamente la sbarra fino alla posizione iniziale.

3. CURL DI CONCENTRAZIONE

Molte persone credono sia possibile contrarre maggiormente i bicipiti se si usano i manubri, e questo è sicuramente il caso dei curl di concentrazione a una mano. Lee era solito eseguire questo movimento in ufficio, dove teneva a portata di mano un manubrio da 15 chili con cui eseguiva serie multiple di varie ripetizioni per forzare i propri bicipiti a crescere ulteriormente in volume e forza. Per eseguire questo movimento, piegatevi in avanti con il tronco finché è quasi parallelo a terra, poi afferrate un manubrio. Tenendo il corpo piegato in avanti, sollevate il manubrio nel solito modo, cercando di girare il palmo verso le spalle al punto superiore del movimento. Mantenete la contrazione contando fino a due e poi abbassate il manubrio lentamente fino alla posizione iniziale.

4. CURL IN PIEDI CON I CAVI (MARCY CIRCUIT TRAINER)

Una volta che Lee ebbe pronta la Marcy Circuit Trainer nella sua casa di Kowloon Tong a Hong Kong, il curl in piedi con i cavi divenne uno dei suoi esercizi preferiti. Il vantaggio di usare una carrucola a terra per questo esercizio è che la resistenza applicata ai bicipiti è costante nel corso del movimento, mentre con il manubrio o il bilanciere la resistenza effettiva applicata ai bicipiti varia – spesso parecchio – a seconda dei cambi di leva (dallo zero di inizio movimento allo zero a fine movimento, dove il manubrio appoggia sulle spalle). Questo movimento sforza soprattutto i bicipiti e secondariamente il muscolo brachiale e i flessori. Dopo aver attaccato due maniglie alla fine dei due cavi che passano attraverso le due carrucole della Marcy Circuit Trainer, Lee si metteva in piedi e lasciava che le braccia si distendessero lungo i fianchi. I piedi erano alla larghezza delle spalle, a 30-45 centimetri dalla stazione della carrucola. Spingeva le braccia contro i lati del torso e le teneva ferme in questa posizione per tutta la durata della serie. Usando solo la forza dei bicipiti, sollevava il manubrio della carrucola nella sua mano destra descrivendo un arco semicircolare, da davanti alle cosce a sotto il mento. Il braccio sinistro rimaneva fermo al fianco finché Lee iniziava ad abbassare il braccio destro, a quel punto piegava verso l'alto il braccio sinistro. Lee continuava a sollevare le maniglie in modo alternato finché non completava 8-12 ripetizioni per braccio.

5. CERCHI CON MANUBRI

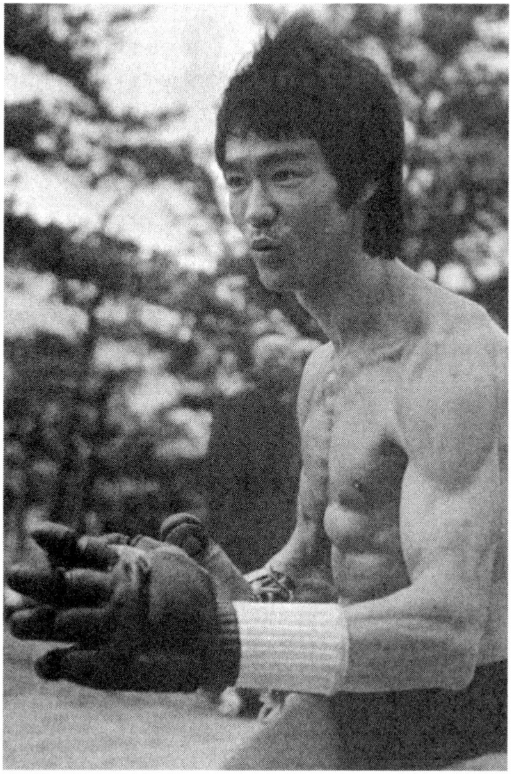

Oltre ai bicipiti, i cerchi con i manubri lavorano sugli avambracci, i polsi e i muscoli brachiali. Il manubrio viene ruotato descrivendo cerchi completi davanti al corpo, con i polsi rivolti verso l'alto alla fine dell'arco che va verso l'esterno e abbassati alla fine dell'arco che va verso l'interno. Non c'è bisogno di molto peso per ottenere risultati impressionanti con questo esercizio. Se alla fine del vostro allenamento volete davvero gonfiare le braccia, fate 3 serie di quante più ripetizioni possibile.

6. VOGATORE IN PIEDI

Questo movimento è stato a lungo considerato uno dei migliori esercizi per i deltoidi e i muscoli brachiali, ma è anche un efficace esercizio per i bicipiti. Fate presa sul bilanciere (lasciando 15-20 centimetri fra le mani), state in piedi e sollevatelo velocemente e con forza finché il centro della barra non vi sfiora il mento. Fate una breve pausa in questa posizione completamente contratta e poi riportate la sbarra alla posizione iniziale. Ripetete per 8-12 volte.

Esercizi per i tricipiti

I tricipiti, come suggerisce il nome, sono dei muscoli tripartiti nella parte posteriore della parte alta del braccio. Se volete braccia più larghe, questo è il gruppo muscolare a cui dare priorità.

1. PUSH DOWN PER TRICIPITI

I *push down* per i tricipiti si concentrano sull'intero tricipite. Per eseguire questo esercizio, afferrate una sbarra per i dorsali attaccata alla carrucola alta della macchina. Usate una presa dall'alto verso il basso, con gli indici distanti non più di 7-10 centimetri, piegate completamente le braccia e spingete la parte superiore delle braccia contro i lati del torso. Tenendo fermi gli avambracci e la parte superiore del corpo, raddrizzate lentamente le braccia fino a contrarre i tricipiti. Ritornate alla posizione di partenza e fate 12 ripetizioni.

2. FLESSIONI

Le vecchie flessioni, oltre a essere un ottimo modo per sviluppare il petto, sono anche uno dei migliori esercizi per i tricipiti. Se ne possono eseguire numerose variazioni a seconda del livello di sviluppo e di forza. Possono essere eseguite con i piedi a terra, con i piedi sollevati su una sedia, o sulle mani con i talloni appoggiati a un muro per avere più equilibrio. Assicuratevi di far toccare il petto a terra all'inizio di ogni ripetizione e di bloccare completamente le braccia alla fine di ciascuna distensione.

3. FRENCH PRESS

Un bilanciere è sufficiente per eseguire questo esercizio, che si concentra sui tricipiti in isolamento. Potete stare sia in piedi sia seduti. Ponete le mani sul bilanciere, a circa due palmi di distanza. Sollevate la sbarra sopra la testa, poi abbassatela dietro il collo. Assicuratevi di tenere la parte superiore delle braccia vicino ai lati della testa. Solo i gomiti sono piegati. Dalla posizione abbassata, spingete il peso sopra la testa, muovendo gli avambracci finché i gomiti non sono fissi. Ripetete per 6-8 volte.

4. RITORNO CON BILANCIERE

Da una posizione eretta, con un bilanciere tenuto dietro di voi in modo che tocchi la parte posteriore delle cosce, tenete le braccia tese e sollevate il bilanciere verso l'alto, inclinando allo stesso tempo il torso in avanti finché non raggiunge una posizione parallela a terra. Sollevate la sbarra solo fino a dove possibile e poi datele una piccola spinta ulteriore per contrarre completamente il capo interno dei tricipiti. Eseguite 12 ripetizioni.

15
GLI ESERCIZI PREFERITI DA BRUCE LEE PER LE GAMBE E I POLPACCI

Sviluppate le gambe al massimo della loro forza e flessibilità.
Bruce Lee

Se gli addominali di Bruce Lee erano la parte più impressionante del suo corpo, sicuramente le gambe erano quella più funzionale. Lee allenava le sue gambe ogni giorno: secondo lui, erano il sistema di distribuzione e una delle fonti più importanti dalle quali si può ottenere la forza. Nel pugno, per esempio, l'impeto iniziale che porta alla generazione della massima potenza di impatto proviene dalla gamba posteriore. Nel calcio, si può ottenere la massima potenza solo grazie al giusto allineamento di gambe, fianchi e torso. La gamba d'appoggio e quella che esegue il calcio devono arrivare simultaneamente a terra e sul bersaglio in modo da ottenere la massima potenza al momento dell'impatto.

Lee notò che il punto debole della maggior parte dei praticanti di arti marziali era nelle estremità basse:

> In combattimento, le ginocchia e le tibie sono le parti più deboli se mancano di una preparazione adeguata. Quando vengono ferite, chi pratica le arti marziali non sarà più in grado di combattere.
>
> Quindi è importante aumentare l'allenamento delle nostre gambe ed evitare qualsiasi attacco a quelle parti del corpo.

Per portare le sue gambe al massimo della forza e della flessibilità, Lee analizzò approfonditamente tutti i tipi di allenamento e infine sintetizzò i seguenti esercizi.

Esercizi di allenamento per le gambe

1. PIEGAMENTI

In piedi, con i piedi all'incirca alla larghezza delle spalle, con un bilanciere sulle spalle dietro al collo, piegate le ginocchia e abbassatevi finché le cosce non sono parallele a terra. Ritornate immediatamente alla posizione verticale. Inspirate con forza appena prima del piegamento delle ginocchia ed espirate mentre vi state sollevando. Riempite i polmoni un paio di volte prima di ogni ripetizione. La schiena deve essere mantenuta diritta e non dovreste mai guardare a terra. I talloni devono rimanere a terra in ogni momento.

2. PIEGAMENTI CON SALTO

Ogni tanto Lee cambiava i piegamenti eseguendo i piegamenti con salto. Questo è un movimento balistico e quindi può essere causa d'infortuni. È comunque una variazione molto efficace del piegamento. Posizionate un bilanciere sulle spalle e abbassatevi in posizione completamente piegata come nel piegamento normale. A questo punto, invece, dovete sollevarvi molto rapidamente e saltare leggermente. Lee pensava che questo esercizio forse utile per dare ai muscoli implicati nell'esecuzione del calcio uno «scatto» più veloce.

3. PIEGAMENTI CON RESPIRAZIONE

Per stimolare davvero il metabolismo e incentivare la crescita dei muscoli delle gambe, Lee incluse una variazione del piegamento conosciuta come piegamento con respirazione. Dopo aver fatto riscaldamento per le ginocchia e la schiena con alcuni piegamenti leggeri, appoggiate il bilanciere sulla rastrelliera e caricatelo. Mettetevi dell'imbottitura sulle spalle e intorno alla sbarra e posizionatevi sotto di essa. Raddrizzatevi. Fate 2-3 passi all'indietro. Non arretrate più di quanto sia necessario per avere la rastrelliera davanti quando siete piegati. Fissate lo sguardo su un punto del muro appena sopra l'altezza della testa. Questo vi aiuterà a tenere la schiena dritta.

Fate tre respiri profondi, portando ai polmoni tutta l'aria possibile. Trattenete il terzo respiro e piegatevi in una posizione in cui le cosce siano parallele a terra, poi riportatevi alla posizione eretta con più forza possibile. Non state nella posizione abbassata. Espirate con forza quando siete quasi nella posizione eretta. Fate altri tre respiri profondi, trattenete il terzo respiro e piegatevi. Continuate per 20 ripetizioni. Quando finite la serie sarete probabilmente a pezzi. Questo è il lavoro più duro che farete, ma è un passaggio obbligato per il successo.

4. SOLLEVAMENTO JEFFERSON (PIEGAMENTO A GAMBE DIVARICATE)

Un altro esercizio che Lee usava di tanto in tanto era il sollevamento Jefferson, o piegamento a gambe divaricate. Mettetevi a cavalcioni su un bilanciere pesante, con il piede destro in avanti e i piedi a circa 60 centimetri di distanza. Usando una presa leggermente più ampia della larghezza delle spalle, afferrate la sbarra con la mano destra davanti al corpo e con la mano sinistra dietro. Tenete il tronco in posizione eretta e piegatevi all'altezza dei fianchi e delle ginocchia. State in piedi con il peso, tenendo le braccia tese ai gomiti, raddrizzate i fianchi e le ginocchia mantenendo il tronco in posizione eretta, piegate le ginocchia in modo da abbassare il corpo per circa 10 centimetri, poi raddrizzatele immediatamente senza pausa. Durante questo movimento di gambe solo le ginocchia devono essere piegate; qualsiasi piegamento in avanti del tronco invaliderà i benefici dell'esercizio. Il movimento dovrebbe essere eseguito rapidamente. Il piegamento a gambe divaricate è molto efficace per sviluppare i muscoli delle cosce e delle natiche. In questo esercizio si possono gestire pesi molto alti nel giro di poco tempo. Eseguite 10 ripetizioni in ciascuna delle due posizioni alternate di mani e piedi.

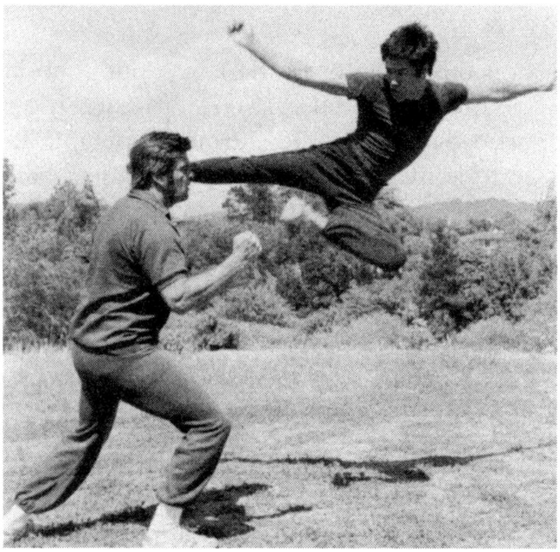

5. ESTENSIONI DI GAMBA

Lee eseguiva questo esercizio (il che richiede una speciale macchina di estensione per le gambe) quando si allenava ai Paramount Studios (dove lavorava come personal trainer per il regista Roman Polanski) o ai Golden Harvest Studios di Hong Kong. Per eseguire questo esercizio, sedetevi su una macchina per l'estensione delle gambe, con gli incavi delle ginocchia appoggiati al bordo della superficie imbottita (verso la leva dell'apparato). Fissate i talloni e il collo del piede sotto la coppia di fermi imbottiti, afferrate o le maniglie ai lati, vicino ai fianchi, o il bordo della superficie imbottita. Muovendo solo le ginocchia, tendete le gambe contro la resistenza fornita dalla macchina. Mantenete brevemente la posizione completamente contratta del movimento (a gambe tese) e poi abbassate di nuovo i piedi alla posizione iniziale. Eseguite 20 ripetizioni.

6. SPINTE DI SCHIENA IN PIEDI CON LA MARCY CIRCUIT TRAINER

Questo esercizio si aggiunge agli sforzi di estensione dei fianchi del gruppo dei legamenti e del gluteo. La posizione di partenza deve essere avanzata rispetto alla linea verticale del tronco e dei fianchi. In piedi, di fianco alla stazione di spinta, mettete un piede sulla staffa in uno dei due binari della stazione di spinta per le gambe. Dopo aver trovato l'equilibrio perfetto, afferrate uno dei due montanti verticali davanti alla stazione, spingete con forza la gamba destra all'indietro (simulando il movimento di un calcio all'indietro). Fate 20 ripetizioni e poi invertite le gambe.

7. LEG PRESS DA SEDUTI ALLA MARCY CIRCUIT TRAINER

Queste leg press da seduti stabilizzano il movimento dei fianchi e pongono la maggior enfasi sui quadricipiti, il gruppo muscolare del vasto (esterno, interno e intermedio). La parte superiore del corpo deve essere leggermente piegata in avanti. Posizionate una piccola panca sotto la macchina per la spinta di gambe e sedetevi, posizionando i piedi sui pedali. Sedete con il torso eretto e afferrate i lati della panca per mantenere il corpo fermo mentre eseguite l'esercizio. Stendete le gambe per spingervi il più lontano possibile dai pedali, poi in controllo ritornate alla posizione di partenza, assicurandovi che i pesi si tocchino appena. Ripetete il movimento per 20 volte.

8. FLESSIONI DECISE UNILATERALI DI FIANCO E GINOCCHIO

Questo esercizio richiede uno sforzo di sollevamento vigoroso da parte del fianco e della coscia. Assicurate la cinghia della Marcy Circuit Trainer alla caviglia destra. Idealmente, dovreste essere in piedi con la gamba d'appoggio (cioè quella che non calcia) su un cubo di legno (che vi permette di muovere la gamba liberamente senza far toccare il piede a terra), circa 75-90 centimetri indietro rispetto alla carrucola, con le spalle rivolte ai pesi. Afferrate un montante solido per impedire il movimento alla parte superiore del corpo durante il movimento. Permettete al peso alla fine del cavo di tirare il vostro piede destro più indietro possibile. Usando solo la forza dei flessori della coscia e dei quadricipiti, muovete in avanti il piede descrivendo un arco semicircolare fino al punto più alto possibile davanti a voi. Questo movimento dovrebbe essere fatto con uno scatto, mentre abbassate la gamba alla posizione iniziale, spingete in alto la coscia e contemporaneamente estendete la gamba inferiore eseguendo un calcio a gancio (cioè un calcio circolare). Riabbassando la gamba alla posizione di nuovo alla posizione di partenza, questa volta mettetevi in posizione per eseguire un calcio laterale. Poi abbassate la gamba alla posizione iniziale e ripetete per 8-12 ripetizioni per calcio. Posizionate la cinghia sull'altra caviglia e ripetete per la gamba opposta. Potete anche lavorare su ciascun calcio per serie individuali di 8-12 ripetizioni prima di spostarvi alla prossima serie di calci.

Esercizi per i polpacci

Bruce Lee credeva che i polpacci fossero un muscolo da «tante ripetizioni», intendendo che era necessario allenarli giornalmente con molte ripetizioni per ottenere dei risultati.

1. SOLLEVAMENTO DEL TALLONE

Lo scopo del sollevamento del tallone è ottenere uno stacco da terra elastico. L'effettivo meccanismo dello spostamento «tacco-punta» sulla pedana da decollo dipende per la maggior parte dall'estensione forzata del piede da una posizione ben flessa. Più forti sono i muscoli che comandano questa estensione del piede, più efficace sarà l'azione. Questo esercizio è uno dei migliori per sviluppare la potenza dei muscoli del polpaccio e degli altri estensori della gamba. Rinforza anche i tendini che avvolgono l'importante articolazione della caviglia. Il sollevamento del tallone si esegue stando in piedi con le dita dei piedi a qualche centimetro di distanza, posti su un blocco di legno, due libri spessi o due mattoni (qualsiasi cosa che vi sollevi di 7-10 centimetri con una base stabile). Abbassate i talloni in modo che i piedi abbiano i dorsali flessi. Un bilanciere dovrebbe essere appoggiato alle spalle dietro il collo. Sollevate e abbassate i talloni a un ritmo sostenuto, sollevandoli il più possibile verso l'alto, in modo che vi sia la massima gamma di movimento da parte delle caviglie. Per iniziare, usate un bilanciere senza pesi e per il primo mese eseguite 3 serie da 8 ripetizioni. Poi aumentate gradualmente a 3 serie da 10 ripetizioni. Poi aggiungete 5 chili alla sbarra e iniziate di nuovo.

2. VARIAZIONI DEL SOLLEVAMENTO DEL TALLONE

Lee si impegnò ad alzare i talloni il più possibile e a tenere la contrazione per un secondo o due prima di riabbassare i talloni a terra. La direzione dello sforzo è molto importante. Il problema con il sollevamento del tallone è che lo sforzo non è fatto direttamente verso l'alto. Alcuni bodybuilder spostano il peso leggermente in avanti, ma anche questo piccolo spostamento ha un effetto negativo. Non appena vi spostate in avanti, il peso spinge il corpo sulle dita dei piedi e il sollevamento dei talloni ha poco effetto sui muscoli dei polpacci. Lee credeva che i sollevamenti di tallone fatti con le dita dei piedi dritte davanti avessero un effetto muscolare leggermente diverso rispetto a quelli eseguiti con le dita rivolte verso l'interno o l'esterno e quindi eseguiva alcune serie con le dita rivolte verso l'interno, altre con le dita verso l'esterno e alcune con le dita rivolte direttamente in avanti. Le ripetizioni dovrebbero andare da 10 a 20.

3. SOLLEVAMENTO DEL POLPACCIO DA SEDUTI

Lee pensava che il sollevamento del polpaccio da seduti avesse anch'esso un valore. Viene eseguito in posizione seduta, con un peso appoggiato alle ginocchia. Questa posizione riduce un po' il lavoro del gastrocnemio, il principale muscolo della parte inferiore della gamba, ma impone uno sforzo maggiore ai muscoli sottostanti, che contribuiscono anch'essi alla dimensione e alla forma della gamba. Posizionate un blocco di legno sotto la pianta del piede in modo che i talloni siano più in basso rispetto alle dita dei piedi. Per eseguire l'esercizio sollevate in alto i piedi e poi riportateli lentamente alla posizione iniziale. Eseguite 20 ripetizioni.

Il sistema «leggero e pesante»

Un principio che Bruce Lee trovò particolarmente efficace nell'allenare le proprie gambe fu quello del sistema «leggero e pesante». Per via della diversa densità delle fibre che si trova negli arti inferiori, la maggior parte dei muscoli delle gambe rispondono meglio a ripetizioni più numerose. Nel caso di Lee, le ripetizioni da 12 o più si rivelarono molto efficaci. Con il sistema leggero e pesante si deve eseguire una serie di 15 ripetizioni, e poi aggiungere peso e eseguire una seconda serie di 10 o 12 ripetizioni. Con il peso aggiunto per una terza serie, probabilmente si arriva a solo 8 ripetizioni, e così via. Se siete impegnati in più di un esercizio, 10 o 12 ripetizioni ciascuno dovrebbero bastare.

16
IL TAO DELLA FLESSIBILITÀ

Una delle componenti più importanti del regime di allenamento di chiunque pratichi arti marziali è la flessibilità. Bruce Lee continuava a inventare nuovi metodi che lo aiutassero a essere più sciolto, e si assicurava sempre di aver fatto abbastanza riscaldamento prima di iniziare il suo allenamento di arti marziali. Herb Jackson, un suo amico e allievo, ricorda che l'unica routine che gli avesse mai visto fare era il suo programma di stretching.

> Gli unici programmi che svolgeva regolarmente erano i programmi di stretching che eseguiva prima del lavoro in palestra, prima di iniziare a combattere o ad allenarsi. Un esercizio di stretching che faceva e che non ho mai visto fare a nessun altro era quello in cui ci sedevamo per terra schiena contro schiena. Lui spingeva indietro le mie spalle con le sue in modo che nella posizione finale la mia testa toccasse quasi per terra. Così facendo, si aumenta la flessibilità delle gambe. Facevamo a turno e vedevamo fin dove riuscivamo ad arrivare.

Persino quando Lee era occupato nel doppiaggio di un film, non era insolito vederlo con un piede appoggiato allo schienale di una sedia nello studio, mentre si piegava per tenere i legamenti sciolti e flessibili. Nel suo studio a casa aveva una sbarra che poteva essere alzata al livello desiderato e bloccata con due fermi. Questo attrezzo permetteva a Lee di fare stretching anche mentre guardava la televisione o leggeva. In effetti, la flessibilità era il corrispondente dell'aerobica nel programma di allenamento di Bruce Lee.

Il bisogno di sostenere la causa della flessibilità sembra futile, specialmente per chi pratica arti marziali. Tuttavia, a parte il jeet kune do, il karate, la savate e alcuni stili di gong fu del Nord della Cina, l'allenamento per la flessibilità non è un principio base nella maggior parte dei programmi di arti marziali.

Lee comprese che la flessibilità dipende dalle articolazioni e dall'elasticità e stabilità dei legamenti, così come dalle condizioni della cartilagine che ricopre la parte finale delle ossa e funziona da cuscinetto per ridurre la frizione. Studente appassionato di anatomia e fisiologia, Lee era perfettamente al corrente che la quantità di movimento possibile per una parte del corpo dipende dalla natura dell'articolazione a cui è attaccata. Un'articolazione a sfera e cavità, come quella della spalla o del fianco, consente una maggior libertà di movimento rispetto a un'articolazione a cardine come quella del ginocchio o del gomito. L'articolazione mobile della caviglia è soprattutto limitata al movimento in avanti e all'indietro, mentre il pollice, con la sua articolazione di ossa concave e convesse coincidenti, può essere spostato liberamente sia avanti e indietro sia di lato.

I risultati che Lee ottenne dal suo programma per la flessibilità sono evidenti quando si guardano le riprese o le fotografie che documentano il suo incontro con la superstar dell'NBA Kareem Abdul-Jabbar. In una di queste fotografie, Lee (che

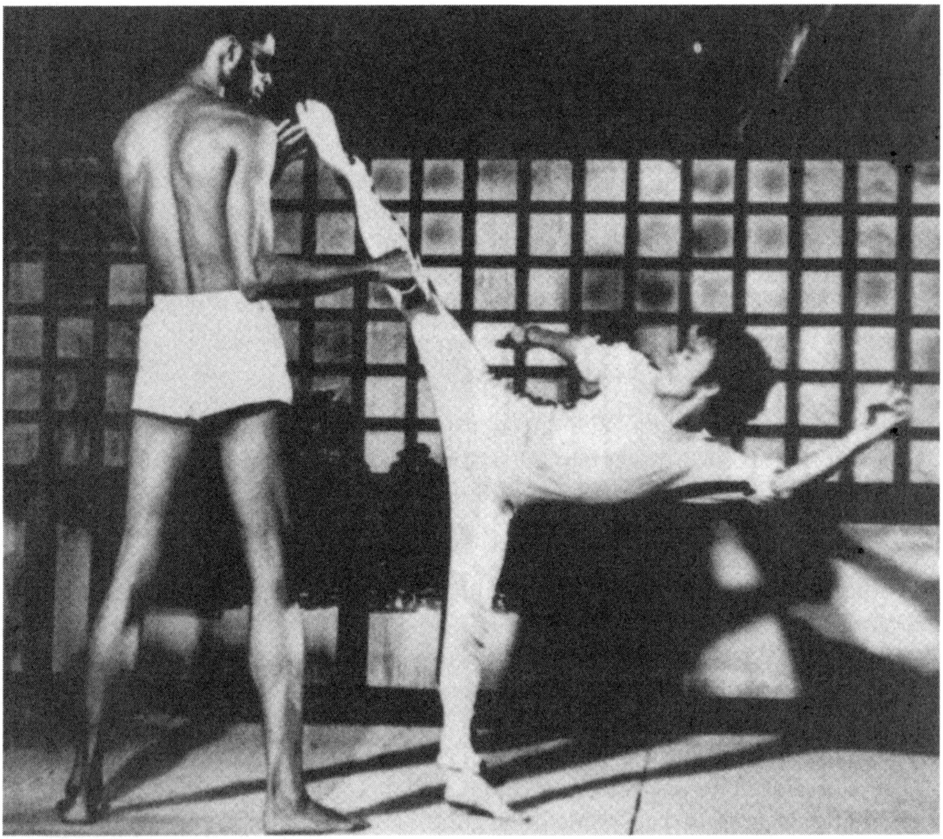

era alto solo 1,70) tira un calcio a Jabbar (che è alto più di 2,10) esattamente al mento! Una prodezza di questo tipo in pratica richiede una spaccata laterale completa eseguita in posizione verticale! Queste fotografie furono scattate sul set di *The Game of Death* e rivelano una flessibilità degli arti che farebbe invidia a un ginnasta olimpionico. Lee fu un convinto sostenitore dell'allenamento di flessibilità a partire dal 1963, quando nel suo libro *Chinese gong fu – The Philosophical Art of Self Defense*, dedicò alcune pagine alla necessità di mantenersi flessibili. Persino allora la sua conoscenza di un programma di esercizi mirati sull'allenamento alla flessibilità dimostrarono quanto fosse avanti rispetto a molti dei suoi contemporanei.

Perché dovreste fare stretching

Di seguito ci sono le cinque ragioni più importanti per cui un buon programma di flessibilità dovrebbe far parte della vostra routine di allenamento:

1. Lo stretching migliora la salute e il benessere. Quando viene combinato con dei buoni metodi di allenamento sulla definizione e di allenamenti aerobici e cardiovascolari come la corsa, lo stretching costituisce l'ultimo terzo di un trinomio necessario per il fitness totale.
2. Lo stretching diminuisce il rischio di infortuni. La maggior parte degli infortuni quotidiani sono causati da un trauma (per esempio, una caduta, un incidente in auto o lo scontro con un'altra persona) o dall'eccessiva estensione di un'articolazione, di un muscolo o del tessuto connettivo, che ha come risultato stiramenti, distorsioni e strappi. Chi pratica arti marziali e segue un programma regolare e progressivo di stretching soffre di almeno il 50 per cento in meno di infortuni per estensione rispetto a chi non lo segue.
3. Lo stretching è un buon modo per riscaldarsi o distendersi da altri tipi di sessioni di allenamento. In più, un programma di stretching che preceda la vostra sessione di allenamento di arti marziali migliora la vostra coordinazione neuro-muscolare. E quando viene eseguito subito dopo l'allenamento, lo stretching previene il dolore e facilita un recupero fisiologico più veloce.
4. Lo stretching migliora le prestazioni atletiche. Un praticante di arti marziali più flessibile è un miglior praticante di arti marziali, e un atleta più flessibile è un atleta migliore.
5. Quando è eseguito correttamente, lo stretching è piacevole. Vi è mai capitato di svegliarvi la mattina e, stando a letto, di fare stretching per tutto il corpo? È stato bello, no? Infatti c'è un programma basato su una serie di prese statiche (cioè, la messa in tensione di un gruppo muscolare nella sua

posizione completamente allungata o completamente contratta) che possono essere eseguite prima che vi alziate la mattina! È un ottimo modo per preparare il vostro corpo ad affrontare la giornata davanti a voi.

Quando fare stretching

Chiunque sia interessato a migliorare la propria flessibilità dovrebbe fare stretching ogni giorno per almeno 10 o 15 minuti. Fare stretching per tre o quattro volte la settimana migliorerà gradualmente la flessibilità delle vostre articolazioni e la flessibilità muscolare; uno stretching giornaliero migliorerà ancor di più la vostra flessibilità. Per mantenere la propria definizione muscolare, Bruce Lee faceva stretching come prima cosa la mattina e in altri momenti della giornata. Il miglior momento in cui fare stretching per la maggior parte dei praticanti di arti marziali è appena prima dell'allenamento. Prima di impegnarsi in un'attività, gli atleti fanno di solito dei piccoli stretch in maniera così veloce che non possono certo avere scaldato tendini e legamenti, né tanto meno migliorato la loro flessibilità.

Perché un programma di stretching sia efficace come riscaldamento dovrebbe durare almeno 10-15 minuti e dovrebbe includere esercizi di flessibilità per ogni parte del corpo. Lo stesso allenamento di flessibilità è un ottimo esercizio di defaticamento che può seguire un intenso allenamento di arti marziali o una sessione con i pesi. Sarete davvero meravigliati da quanto velocemente potete recuperare se vi distenderete con 10-15 minuti di stretching dopo un allenamento.

Per la maggior parte di noi, il momento ideale per fare stretching è la sera, una o due ore prima di andare a letto (magari guardando la televisione, come faceva Bruce Lee). Questo aiuterà a sfogare un po' della tensione che avete accumulato durante il giorno, vi sentirete piacevolmente rilassati e non dovreste avere problemi ad addormentarvi.

Non rimbalzate!

Molti fra coloro che praticano le arti marziali fanno stretching in maniera sbagliata, rischiando così gravi infortuni.

Dato che è molto facile infortunarsi estendendo eccessivamente un'articolazione o un muscolo, la natura ci ha fornito due meccanismi protettivi: il primo avverte quando il muscolo è troppo allungato inviando segnali di dolore al cervello. Il secondo fa parte di un meccanismo protettivo chiamato «riflesso da stiramento». Quando si avverte che uno stiramento sta progredendo troppo velocemente, la mente inizia a contrarre con un riflesso il muscolo allungato, che poi reagisce in modo da assorbire lo shock, rallentando e in seguito fermando l'allungamento prima che il muscolo possa infortunarsi.

Ciò è piuttosto simile al modo in cui i muscoli della coscia si contraggono per assorbire l'impatto quando si arriva a terra saltando da una panca. Quando allungate un gruppo muscolare in modo convulso e spasmodico il riflesso da stiramento viene attivato e i neuroni collegati al gruppo muscolare interessato mandano segnali al cervello per far terminare l'allungamento. Quindi, mentre sembra che forzare possa intensificare l'allungamento e quindi portare a risultati migliori, un allungamento di questo tipo ha di fatto l'effetto opposto. Per via del riflesso da stiramento, i muscoli allungati di fatto si ritraggono, non permettendovi di far loro raggiungere una posizione completamente allungata. Adesso avete abbastanza informazioni per effettuare un allungamento corretto. A prescindere da quale esercizio di stretching scegliate, assicuratevi di metterci 30-40 secondi per mettervi in posizione allungata. Poi, una volta che incontrerete la soglia del dolore, arretrate leggermente finché il dolore non scompare. Una volta che siete arrivati in questa zona di allungamento, tenete la posizione allungata per 20-30 secondi e poi, col tempo, cercate di arrivare fino a 1 o 2 minuti. Cercate di respirare con leggerezza e a un ritmo normale. Infine, sciogliete l'allungamento e ripetetelo dopo poco tempo o passate a un altro movimento di stretching. Per ottenere il massimo beneficio dal vostro programma di flessibilità, dovete scoprire la vostra zona personale di stretching. Solo quando riuscirete a tenere un allungamento in questa zona avrete i benefici più grandi da un programma di stretching.

La progressione nello stretching

Quando intraprendete un programma di stretching – a prescindere dalla vostra attuale condizione fisica – dovreste cercare di iniziare molto lentamente, dato che è sempre presente il pericolo di infortunare i muscoli e di provare molto dolore, se vi spingete troppo in là.

Avvertenze per i principianti

I principianti non dovrebbero arrivare alla soglia del dolore durante i loro primi tentativi di stretching e dovrebbero mantenere ogni allungamento al massimo per 20 secondi. Dovrebbero anche eseguire una sola ripetizione per allungamento per ogni gruppo muscolare. Da questo punto di partenza, dovrebbero aumentare lentamente la durata di ciascun allungamento (finché non siano in grado di sostenerlo per un minuto intero) e l'intensità di ciascun allungamento (finché non siano in grado di sostenerlo nella fascia vicina alla soglia del dolore.

Una volta che siete arrivati a questo punto, potete o aggiungere ripetizioni a ciascun allungamento (cioè potete aggiungere una seconda ripetizione da tenersi per 20 secondi e poi arrivare gradualmente a 60) o aggiungere un altro movimento di stretching per la stessa parte del corpo (sempre iniziando con una durata di soli 20 secondi). Dalle conversazioni che ho avuto con i suoi allievi, so che Lee teneva i suoi allungamenti per un tempo compreso fra 30 secondi e 1 minuto.

Esercizi di flessibilità

La conoscenza di Lee degli esercizi era in continuo progresso e non c'era campo in cui ciò fosse più evidente che negli esercizi di flessibilità. Ogni anno aggiungeva una decina di nuovi allungamenti per migliorare la flessibilità del suo corpo secondo angoli differenti, incrementando quindi la sua flessibilità generale. Qui ci sono alcuni degli esercizi di flessibilità che Lee riteneva particolarmente efficaci.

1. ALLUNGAMENTO DEL BICIPITE FEMORALE

Rilievo: muscoli della parte posteriore della coscia.

Posizione iniziale: tenendo le gambe dritte, piegatevi in avanti e toccate i piedi con le mani. Più avanti, sarete in grado di toccare le cosce con il torso in questa posizione.

Variazioni: ci sono due varianti di questo esercizio. Nella prima, divaricate le gambe e, piegandovi, afferrate le gambe con ciascun braccio. Nella seconda, piegatevi leggermente di lato e afferratevi una caviglia con entrambe le mani, tirando con delicatezza il torso verso il basso.

2. ALLUNGAMENTO DEL BICIPITE FEMORALE (CON UN COMPAGNO)

Rilievo: i muscoli della parte posteriore della coscia.

Posizione iniziale: con entrambe le gambe diritte, state in piedi su un piede solo e stendete l'altra gamba in modo che il piede sia tenuto da un compagno o sia appoggiato su un tavolo o un'altra superficie piatta. Herb Jackson creò una sbarra per lo stretching sulla quale Lee appoggiava un piede e si allungava – persino mentre leggeva un libro. In questo esercizio, il torso dovrebbe essere relativamente diritto e le braccia dovrebbero essere estese in avanti.

Posizione allungata: piegatevi lentamente in avanti e cercate di spingere il torso contro la coscia. Entrambe le gambe dovrebbero rimanere diritte durante il movimento.

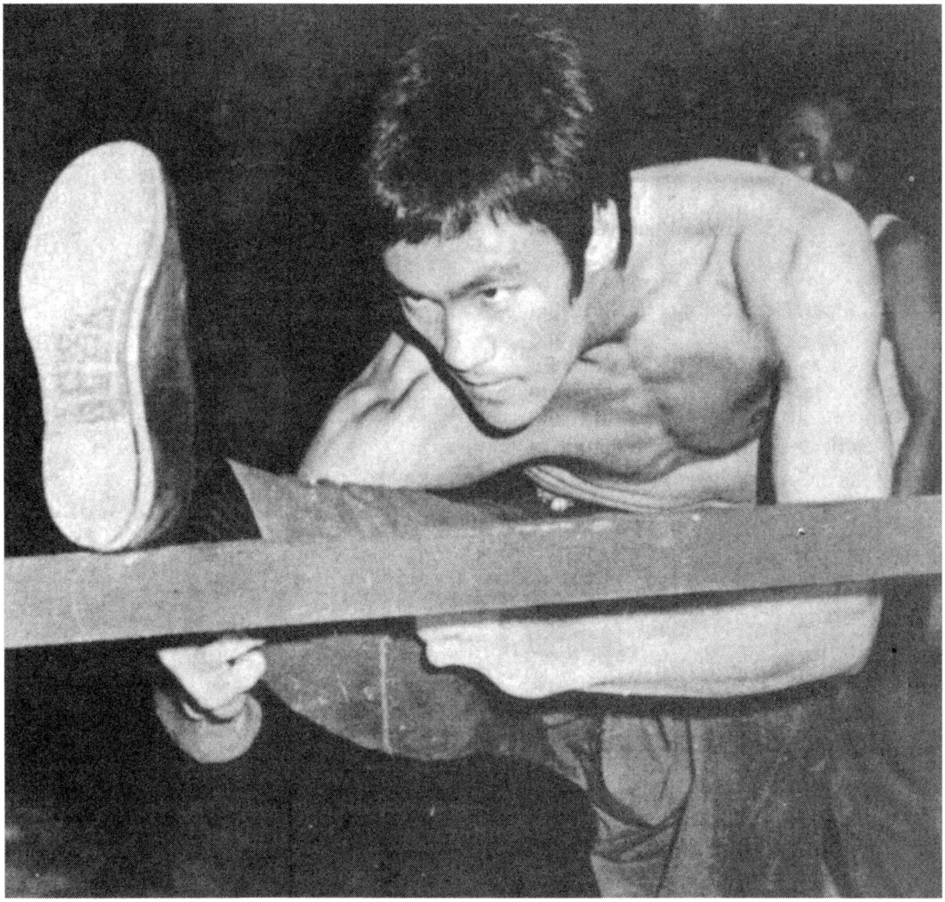

3. ALLUNGAMENTO DI HURDLER

Rilievo: tendini del ginocchio e muscoli dell'inguine.

Posizione iniziale: sedetevi per terra e stendete in avanti la gamba destra, tenendola tesa durante il movimento. La gamba sinistra dovrebbe essere piegata contro la gamba destra di modo che la pianta del piede sinistro poggi contro l'interno coscia della gamba destra.

Posizione allungata: piegatevi in avanti sopra la gamba destra e afferratevi la caviglia. Spingete verso il basso il torso con dolcezza finché non tocca la coscia destra. Dopo esservi allungati con la gamba destra in avanti, fate lo stesso numero di allungamenti con la gamba sinistra in avanti.

4. ALLUNGAMENTO DELL'INGUINE DA SEDUTI

Rilievo: tutti i muscoli dell'inguine e l'interno coscia.

Posizione iniziale: sedetevi per terra e piegate le gambe il più possibile (idealmente i vostri talloni dovrebbero toccare la vostra struttura pelvica); tenete le ginocchia l'una contro l'altra. Afferrate le ginocchia con le mani. Assicuratevi di tenere il torso eretto durante tutto il movimento.

Posizione allungata: usate le mani per divaricare lentamente le ginocchia finché non siano il più vicino possibile a terra.

5. ALLUNGAMENTO DEI FIANCHI IN PIEDI

Rilievo: il fianco e i muscoli delle natiche.

Posizione iniziale: state in piedi. In equilibrio sul piede destro e con la gamba destra tesa durante tutto il movimento, piegate la gamba sinistra e sollevate il ginocchio finché non riuscite a tenerlo fra le mani.

Posizione allungata: sollevate con dolcezza il ginocchio finché non riuscite a portarlo contro il torso. Eseguite lo stesso numero di allungamenti per entrambe le gambe.

6. ALLUNGAMENTO CON CARRUCOLA IN PIEDI

Dato che per eseguire questo movimento serve dell'attrezzatura, è necessario dare una spiegazione preliminare. Attaccate una o due carrucole al soffitto e fateci passare attraverso una corda sottile e robusta in modo che entrambi i capi della corda tocchino terra. Poi fissate i capi in modo che possano essere attaccati in modo pratico ai piedi.

Rilievo: utile per sciogliere e allungare l'inguine, i fianchi e i tendini del ginocchio. Può essere usato anche per allenare i muscoli delle gambe a calciare in maniera corretta.

Posizione iniziale: attaccate un piede a un capo della corda e tirate l'altro capo con entrambe le mani.

Posizione allungata: continuate ad allungare la gamba verso l'alto o di lato, usando le braccia per tirare la corda con dolcezza, se necessario, per aumentare l'allungamento.

Variazione: potete tirare la corda con una mano per esercitarvi in una corretta forma di calcio.

7. ALLUNGAMENTO CON AFFONDI

Rilievo: i muscoli dei fianchi, delle natiche e della parte anteriore delle cosce.

Posizione iniziale: state in piedi, con le mani sui fianchi.

Posizione allungata: fate un passo avanti con una delle due gambe e piegatevi completamente tenendo l'altra gamba tesa. Tenete questa posizione per il tempo necessario e ripetete il movimento con l'altra gamba.

Variazione: gli allungamenti con affondo possono essere fatti anche spostandosi di lato invece che in avanti, il che allungherà i muscoli interni della coscia in modo molto più diretto.

8. ALLUNGAMENTO DELLA COSCIA

Rilievo: i muscoli del quadricipite (nella parte anteriore delle cosce).

Posizione iniziale: state in piedi, in equilibrio sul piede sinistro con la gamba sinistra tesa. Allungatevi all'indietro e afferrate la caviglia destra con la mano destra.

Posizione allungata: tirate con dolcezza la caviglia verso l'alto e allungate i muscoli della coscia.

Variazione: questo movimento si può eseguire anche in ginocchio, appoggiandosi all'indietro, tenendo ferma la parte superiore del corpo con le braccia. Questa variazione può aumentare l'intensità dell'allungamento con il semplice piegamento delle braccia, ma state attenti a non esagerare.

9. ALLUNGAMENTO DEL POLPACCIO

Rilievo: allunga e tonifica tutti muscoli della parte posteriore della parte inferiore delle gambe.

Posizione iniziale: mettetevi davanti a un compagno o a un muro e appoggiate le mani sulle spalle del compagno o contro il muro all'altezza delle spalle. Spostate i piedi all'indietro finché la gamba destra, il torso e le braccia siano allineati. La gamba sinistra dovrebbe essere piegata.

Posizione allungata: spingete con dolcezza il tallone a terra. Se riuscite a mettere in maniera comoda il tallone dritto, spostate all'indietro il piede di altri 10-15 centimetri e intensificate l'allungamento. Assicuratevi di eseguire lo stesso numero di allungamenti per ciascun polpaccio.

10. ALLUNGAMENTO LATERALE

Rilievo: allunga i muscoli dei fianchi.

Posizione iniziale: state in piedi con la testa dritta, le ginocchia dritte, i piedi uniti e le braccia distese lungo i fianchi.

Posizione allungata: sollevate e tendete completamente il braccio destro, tenendo le ginocchia dritte e piegandovi il più possibile verso sinistra, tenendo allo stesso tempo il braccio destro teso e dietro la testa per quanto possibile. Eseguite questo esercizio diverse volte, piegandovi alternativamente a sinistra e a destra.

11. PIEGAMENTO DI SCHIENA

Rilievo: la spina dorsale e i muscoli anteriori della coscia.

Posizione iniziale: state in piedi con la testa dritta, le ginocchia dritte, i piedi uniti e le braccia allungate e vicine alla testa.

Posizione allungata: tenendo il peso sul piede sinistro, fate un passo avanti con il piede destro, con il tallone a terra. Tenete entrambe le ginocchia dritte e piegatevi all'indietro per quanto possibile. Ritornate alla posizione verticale e avvicinate il piede destro a quello sinistro, tenendo le braccia allungate sopra la testa. Eseguite questo esercizio diverse volte, con il piede sinistro e quello destro alternativamente in avanti.

12. PIEGAMENTO ANTERIORE E POSTERIORE

Rilievo: la spina dorsale, i muscoli della schiena e i tendini delle gambe.

Posizione iniziale: state in piedi con la testa dritta, le ginocchia dritte, i piedi uniti e le braccia sollevate sopra la testa.

Posizione allungata: tenete le ginocchia dritte e sollevate entrambe le braccia in modo che siano sopra la testa e piegate il corpo in avanti, all'altezza della vita, finché la testa non tocca le ginocchia, poi portate le braccia indietro finché le spalle e le braccia non formano un angolo di 90° dietro il torso. Ritornate alla posizione eretta tenendo le ginocchia dritte, e piegate il corpo in avanti, all'altezza della vita, il più possibile, e poi ritornate di nuovo alla posizione verticale. Ripetete diverse volte.

Allenamento di flessibilità per particolari aree del corpo

1. PER LA FLESSIBILITÀ DEL POLSO

Piegate i gomiti finché gli avambracci non sono paralleli a terra, poi portate le mani davanti al corpo fino quasi a farle toccare. Tenendo gli avambracci paralleli a terra, ruotate i polsi finché i palmi delle mani non sono rivolti verso il corpo. Ora piegate i polsi leggermente ed eseguite il movimento in modo sciolto e dolce. Ciò dovrebbe migliorare sensibilmente la loro flessibilità – un fattore cruciale per ottenere la potenza massima nel lanciare una palla di qualsiasi tipo o per eseguire un colpo di golf o di tennis.

2. PER SCIOGLIERE I MUSCOLI DELLE SPALLE

Tenendo la testa dritta, scrollate le spalle in maniera esagerata, come se voleste toccarvi le orecchie con le spalle. Sollevando i gomiti (e lasciando gli avambracci a penzoloni), le spalle andranno molto più in alto. Mentre eseguite questo movimento verso l'alto delle spalle, tenete le ginocchia leggermente piegate, ciò è importante per una corretta esecuzione del prossimo movimento. Lasciate che la testa e le spalle ricadano in avanti finché le braccia non sono completamente distese e gli avambracci si trovano in mezzo alle ginocchia piegate. Allo stesso tempo, lasciate che tutto il vostro corpo, inclusa la testa, si incurvi liberamente e penzoli. Al punto più basso di questo movimento, le braccia devono penzolare liberamente, per tutta la loro lunghezza, ma la punta delle dita non deve toccare terra. Ritornate alla posizione eretta. Questo esercizio di allentamento è ottimo per uno scioglimento profondo dei muscoli delle spalle. Inoltre, aiuta decisamente a rilasciare la tensione.

3. ESERCIZIO PER IL COLLO

È importante che quando sciogliete i muscoli togliate la tensione dal collo. Fate girare la testa con un movimento lento e circolare, prima verso sinistra poi verso destra.

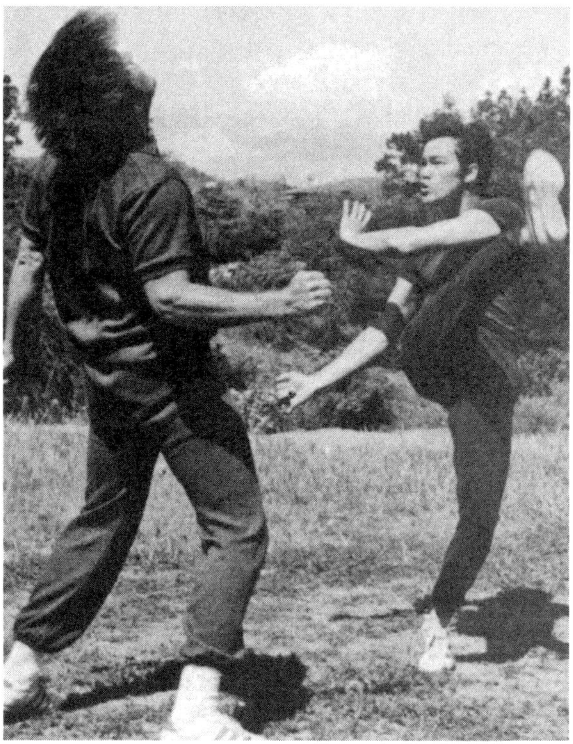

17
L'ALLENAMENTO CARDIOVASCOLARE

> Pensi che un combattimento sia un solo colpo? Un calcio? Finché non sei in grado di eseguire combinazioni insieme senza neanche pensarci, finché non capisci come tenerti in movimento e come avere resistenza, assumi una guardia del corpo o conduci una vita più pacifica.
>
> *Bruce Lee*

Questa frase di Bruce Lee fu ascoltata da milioni di americani nell'estate del 1971. Lee la pronunciò durante la sua apparizione in prima serata per presentare il primo episodio di *Longstreet*, una serie televisiva incentrata su un investigatore privato cieco interpretato da James Franciscus. Il programma – e la caratterizzazione di Lee di Li Tsung, l'insegnante di jeet kune do di *Longstreet* – si rivelò così popolare che, come era già accaduto con la serie televisiva *The Green Hornet* (*Il calabrone verde*) sette anni prima, Lee riceveva più posta dagli spettatori che il protagonista.

Lo ricordo non per fare il nostalgico, ma per dimostrare l'importanza che Lee attribuiva alla resistenza o, come veniva chiamata più frequentemente in questo periodo, l'esercizio aerobico. Anche se il copione di *Longstreet* era scritto da Stirling Silliphant, le annotazioni di Lee scritte a mano sui margini della sua copia, rivelano che apportò numerosi cambiamenti, che furono poi incorporati nell'episodio finale, fra cui la citata frase che sottolineava il bisogno di essere in movimento per prolungati periodi di tempo, cioè di avere resistenza.

Ricordo che Brandon, il figlio di Bruce e Linda, una volta mi disse che considerava l'allenamento aerobico o cardiovascolare «la potenza del mondo reale», dato che il benessere cardiovascolare è molto più utile negli incontri quotidiani rispetto al sollevamento di oggetti pesanti (cioè dell'allenamento sulla forza).

Come spiegò Brandon: «Se provi a fare una sessione di tre minuti tirati al sacco, non mi importa quanto siano grandi i tuoi muscoli, se non hai un sistema cardiovascolare davvero buono, sarai morto nel giro di quarantacinque secondi, mentre io continuerò ad andare avanti».

Quanto è vero! Ricordo che, dopo aver parlato con Brandon, provai a fare una ripresa di tre minuti al sacco, ma dopo nemmeno sessanta secondi dovetti smettere. Il motivo? Non avevo resistenza.

Curiosamente, anche se le meraviglie dell'allenamento vengono spesso predicate agli allievi di arti marziali, pochissimi fra i nostri istruttori di arti marziali includono l'esercizio cardiovascolare nel loro programma. Ci sono, ovviamente, delle eccezioni, ma nel complesso gli esercizi di resistenza come la corsa sono stati messi in disparte rispetto all'allenamento delle forme o delle tecniche. Questo è un difetto, dato che la tecnica è inutile se non si possiede la necessaria resistenza per eseguirla. Non è un segreto che la corsa fosse la scelta preferita di Bruce Lee fra gli allenamenti di resistenza. Correva tutti i giorni in cui poteva, col sole o con la pioggia, per mantenere la sua forma di combattimento. Infatti, Lee credeva che le armi a disposizione di chi pratica le arti marziali fossero universali, cioè, due mani e due piedi. Tuttavia, era il modo in cui la tua «macchina» era messa ben a punto che ti forniva l'opportunità di impiegare queste armi con efficacia. Per citare direttamente Lee:

> A meno che vi siano esseri umani con tre braccia e quattro gambe, a meno che vi sia un altro gruppo di esseri viventi sulla terra che siano strutturalmente diversi da noi, non vi può essere un diverso stile di combattimento. Perché? Perché abbiamo due mani e due gambe. La cosa importante è come possiamo usarli al massimo del loro potenziale. In termini di traiettorie, essi possono essere usati seguendo traiettorie dirette, curve, verso l'alto, verso il basso e circolari. Possono anche essere lenti, ma a seconda delle circostanze il lento può non esserlo. E in termini di gambe, si può calciare verso l'alto, in maniera diretta – è la stessa cosa, giusto? Dunque dovete chiedervi, dal punto di vista fisico, «come posso diventare ottimamente coordinato?». Quindi, questo vuol dire che dovete essere un atleta che usa la corsa e tutti gli ingredienti di base, giusto?

Assolutamente! E come Bruce Lee era – e rimane – l'esempio principe per chi pratica le arti marziali, così la sua condizione e le sue intuizioni rimangono l'esempio nel campo. Lee sosteneva che tutte le attività relative alla resistenza (e lui ne faceva molte, dal correre all'andare in bicicletta a colpire e calciare sacchi pesanti) dovrebbero essere eseguite su base progressiva. Come vi aspettate di aumentare la resistenza sul vostro bilanciere una volta che la vostra forza muscolare abbia raggiunto un certo livello, allo stesso modo dovreste aumentare i carichi di resistenza una volta che il corpo abbia raggiunto specifici livelli cardiovascolari. Secondo Lee:

> Per raggiungere questo scopo, abbiamo due modi. Il primo è correre aumentando la distanza del vostro percorso ogni giorno, finché non ne sarete soddisfatti. Il secondo è la progressione, iniziando piano e aumentando gradualmente la velocità

col migliorare della condizione. Tutto questo allenamento porterà come risultato un aumento nella frequenza dei respiri e del battito cardiaco. E durante questo allenamento proverete una sensazione insopportabile, ma non dovete aver paura. Quel punto sarà il limite massimo dell'energia fisica di un uomo. Se non avete problemi di cuore, dopo esservi presi una pausa, recupererete in fretta. È solo attraverso questo duro allenamento forzato che sarà possibile aumentare continuamente l'energia fisica.

L'idea di progressione era la base del sistema di allenamento di Lee, in particolare per ciò che riguardava la condizione aerobica. Per esempio, una volta che Lee padroneggiò i metodi sopra citati sull'aumento della distanza e della velocità di corsa, incorporò nella sua corsa anche una parte di allenamento con i pesi, in modo da rendere la progressione ancora più impegnativa. Secondo Lee:

Se volete migliorare, dovete fare del super-allenamento fisico. Cioè, correre su per una collina con del peso sulla schiena. In questi casi, chi si allena dovrebbe indossare pesi per le caviglie, per i polsi e per la vita, che permettano alcune variazioni di peso. Potete iniziare con 3,5-4,5 chili, stabilire il percorso e correre normalmente, ma dovete completare il percorso tutti i giorni. Se avete l'impressione che stia diventando più facile, allora aggiungete mezzo chilo o un chilo finché non arrivate a 9 chili. A quel punto il programma sarà completo. Questo allenamento rinforzerà la vostra energia fisica, la portata e la resistenza.

Questo programma era il precursore di quello che sarebbe diventato noto come *power walking* («camminata potenziata») e *heavyhands exercise* («esercizio con le mani appesantite»), dove i praticanti si impegnano nell'esercizio aerobico ma con dei pesi agli arti o alla vita, in modo da continuare ad aumentare il loro livello di benessere fisico.

Consigli di allenamento

Mentre è vero che i risultati migliori – non solo dal punto di vista fisico, ma anche, come Lee fece notare a Stirling Silliphant, nel tuo lavoro e nella tua morale – si ottengono quando una persona non vuole accettare i propri limiti e cerca di aumentare la sua capacità di sopportazione a ogni uscita, è anche vero che bisogna pur iniziare, da qualche parte. In altre parole, non potete semplicemente saltare giù dal letto, andare in strada e correre finché non vi accasciate a terra, nel caso che eccediate il vostro limite fisiologico, e finite in un pronto soccorso in stato di shock o, peggio, con un infarto al miocardio. Lee era bel cosciente del fatto che per sviluppare la resistenza, l'attività dovrebbe essere di sufficiente intensità e durata per eccedere i limiti «normali» e per spingere gradualmente le funzioni corporee verso il loro livello massimale. Le sessioni di esercizio dovrebbero avere come risultato un ritmo accelerato del respiro e non dovrebbero terminare finché il soggetto non è rimasto senza fiato. Una qualsiasi attività che porti a un ritmo accelerato del respiro e delle pulsazioni svilupperà la resistenza se verrà portato avanti per un sufficiente periodo di tempo.

Esercizi per sviluppare la resistenza

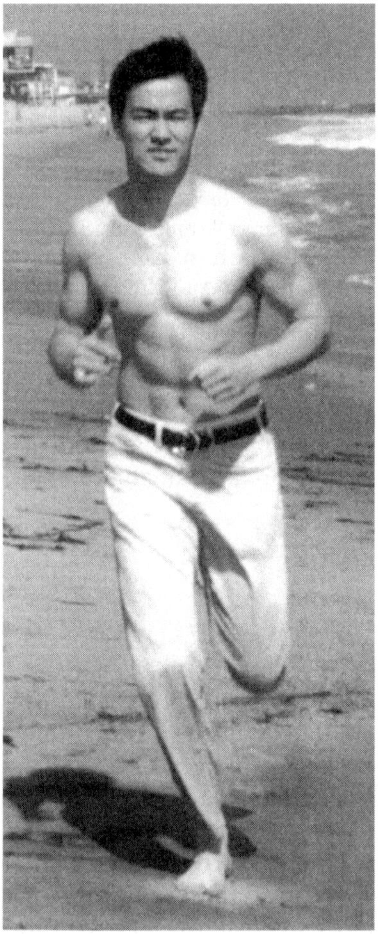

1. SALIRE I GRADINI

Uno dei modi più semplici per sviluppare la resistenza, secondo la valutazione di Lee, era salire i gradini. Si esegue semplicemente salendo e scendendo da una sedia (o una panca o uno sgabello). La sedia dovrebbe essere alta 43 centimetri per gli uomini e 35 per le donne. Per un minuto, mettete prima il piede sinistro e poi invertite, mettendo avanti il piede destro. Poi fermatevi, respirate profondamente ed eseguite un esercizio per le braccia o gli addominali. Ripetete quindi il programma con la sedia. Aumentate le ripetizioni con il passare delle settimane, finché non sarete in grado di andare avanti per 30 minuti interi.

2. JOGGING

Se c'è un esercizio che può essere definito la «passione» di Bruce Lee, questo è il jogging. Una volta dichiarò alla rivista «Fighting Stars»: «Mi piace moltissimo allenarmi. Quando faccio jogging presto la mattina, è davvero rigenerante!». Lee portava sempre con sé un paio di scarpe da corsa in modo da esser sicuro di non saltare neanche un giorno di jogging. Bruce Lee era interessato al jogging per diverse ragioni. Primo, aveva notato che ci sono degli impedimenti in molti sport e attività fisiche, come il costo, la convenienza, il tempo impiegato, la disponibilità di strutture, le doti richieste e la regolarità di applicazione. Altre attività forniscono una quantità esigua di reale esercizio, oppure l'esercizio è intermittente, per il riposo che si fa non appena uno è leggermente stanco o senza fiato. Il risultato è che il corpo viene sottoposto a pochissima tensione per migliorare il proprio livello di benessere fisico, specialmente riguardo al miglioramento del sistema cardiovascolare e respiratorio. Per Lee, la gioia del jogging risiedeva nel fatto che era il più semplice degli esercizi. A differenza del sollevamento pesi, dell'allenamento isometrico e di varie forme di ginnastica che aveva sperimentato nel corso della sua vita, tutti concentrati sulla costruzione dei muscoli, il jogging lavora per migliorare il cuore, i polmoni e il sistema circolatorio. Lee era conscio del fatto che altri muscoli del corpo erano sotto allenamento mentre correva, ma sapeva che il beneficio maggiore veniva dal migliorare l'efficienza del suo cuore e dei suoi polmoni. Dopo tutto, quando hai più di trent'anni, bicipiti sporgenti e bei pettorali possono anche aumentare il tuo ego, ma la tua vita e la tua salute dipendono da quanto il tuo cuore e i tuoi polmoni sono sani.

Motivi per cui dovreste fare jogging

Quando le persone chiedevano a Bruce Lee come mai passasse così tanto tempo a fare jogging, di solito dava una di queste sei risposte.

1. È veloce. In un giorno ci sono 1440 minuti. Per i principianti, il jogging occupa circa 30 minuti tre volte alla settimana, ovvero solo 90 minuti in una settimana da 10.080 minuti. Se avete più di trent'anni e non avete voglia di investire questa quantità minima di tempo per migliorare il vostro benessere, sarebbe meglio che vi prepariate a passare più tempo malati.
2. Migliora l'efficienza di cuore e polmoni. Il jogging migliora il cuore, i polmoni e il sistema circolatorio, aumentando gradualmente la loro capacità di produrre ossigeno e sopportare lo stress. Il jogging ha un effetto anche sul resto, ma il beneficio proviene dalla migliore efficienza del cuore e dei polmoni. Forse un giorno la vostra vita potrebbe dipendere dal loro grado di salute.
3. Ti fa avere un aspetto migliore e sentire meglio. L'esercizio stimola la circolazione, tonifica i muscoli e dona un aspetto migliore. Il jogging riduce i depositi di grasso interno ai fianchi e alle cosce, tonifica i muscoli e appiattisce l'addome. Lee considerava il jogging anche come una forma di rilassamento, come dichiarava nel 1972: «Il jogging per me non è solo una forma di esercizio, ma anche un modo per rilassarsi. È la mia ora mattutina in cui sono da solo con i miei pensieri». Lo citava anche un anno più tardi in una lettera a un amico: «Spero che tu stia facendo ancora jogging, che ora come ora per me è l'unica forma di rilassamento».

4. Aiuta a perdere peso. Con il jogging potete ridurre la quantità di grasso e aumentare la quantità di muscoli. Il jogging unito a una dieta sana garantirà una buona perdita di peso.

5. Aiuta a costruire la resistenza e la fiducia. Il jogging vi rende più sani. Potete affrontare i vostri impegni con fiducia, aumentare il vostro carico di lavoro e godere di un'attività ricreativa senza affaticare il cuore.

6. «Salute migliore per la vita.» L'esercizio dovrebbe far parte di un programma di salute ad ampio respiro. Quello che conta è l'esercizio regolare anno dopo anno. L'esercizio nel breve periodo darà risultati di breve periodo.

Come fare jogging

Lee credeva che non fosse tanto importante come si faceva jogging quanto il farlo. Il rendimento è più importante della tecnica. Tuttavia, alcuni accorgimenti possono avere degli effetti sul vostro rendimento nel jogging.

State diritti. L'esperienza dei corridori prova che sia per correre sia per camminare è importante assumere una postura corretta. Tenete la testa in su, né avanti né indietro rispetto alla linea del corpo. In questa posizione, un'ipotetica linea tracciata dalla cima della testa attraverso le spalle e i fianchi dovrebbe essere dritta, all'incirca. Tuttavia, non imitate il passo militare, in cui si usa tenere le spalle indietro e il petto infuori. Se fate così, probabilmente vi verrà un dolore fra le scapole e un po' di fastidio nella parte inferiore della schiena. E userete molta energia non necessaria contraendo una parte dei muscoli della schiena.

Le gambe. Quando state in piedi, le gambe dovrebbero muoversi liberamente rispetto ai fianchi. L'azione è sciolta, non forzata. La spinta viene dalle ginocchia, mentre le caviglie rimangono rilassate.

Respirazione. Secondo Linda Lee Cadwell, Bruce Lee era solito dire: «Quando sei giovane respiri dall'addome; quando sei di mezza età, respiri dal diaframma; quando sei vecchio, respiri dalla gola e dalla bocca. Per rimanere pieni di vita, bisognerebbe allenarsi a respirare dall'addome». Questo punto di vista è ben supportato dalla corsa, dato che la corsa richiede respiri profondi dal diaframma – e non respiri superficiali – in modo da sviluppare una maggiore resistenza.

IL GIOCO DI GAMBE DEL JOGGING

Tacco-punta. Chi fa jogging dovrebbe mettere giù prima il tallone del piede, spingere in avanti e staccarsi da terra con la pianta del piede. Arrivare a terra con il tallone per primo ammortizza l'atterraggio, poi distribuisce la pressione con l'avanzare del piede. L'esperienza dimostra che il passo a tacco-punta è il meno stancante sulle lunghe distanze e il meno faticoso per il resto del corpo. Circa il 70 per cento dei migliori corridori sulla lunga distanza adotta questa tecnica.

Piede piatto. Questa tecnica è una variazione del tacco-punta. Invece di atterrare prima con il tallone, l'intero piede appoggia a terra allo stesso momento. L'ampia superficie ammortizza l'impatto del piede ed è rilassante per il resto del corpo. Nella tecnica a piede piatto, il piede scivola sotto il ginocchio in un movimento veloce e leggero. Non spingete il piede verso il basso. Lasciatelo semplicemente passare sotto il corpo, poi riportatelo in alto per il passo successivo. Circa il 20 per cento dei corridori sulle lunghe distanze adotta questa tecnica.

Parte anteriore della pianta. Questo è il metodo che Bruce Lee usava nelle sue corse da 1,5-3 chilometri. Non sorprendetevi se quasi istintivamente inizierete da questo tipo di gioco di gambe, specialmente se non correte più da quando eravate giovani. I giochi basati sulla corsa che avete imparato da bambini erano quasi esclusivamente giochi di corsa veloce, che richiedevano che foste sempre pronti a partenze scattanti. La tecnica della parte anteriore del piede a volte genera affaticamento, dato che il muscolo deve rimanere in contrazione per un periodo di tempo più lungo rispetto a quello del tacco-punta o del piede piatto.

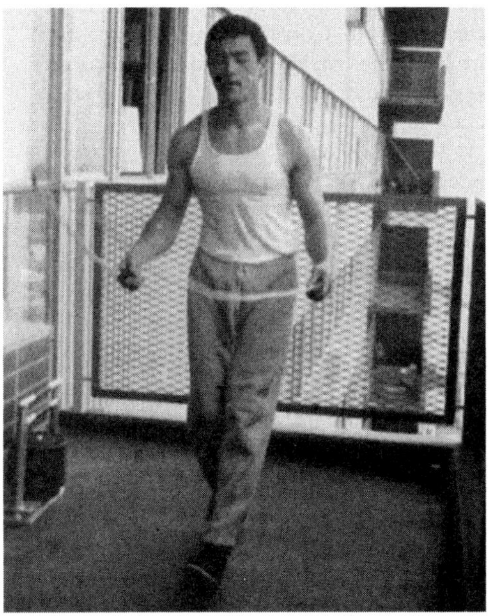

Per alcuni, questo metodo produce un dolore che non è benefico tanto quanto l'alternare tensione e rilassamento degli altri metodi. Un piegamento un po' più pronunciato del ginocchio che accompagni ogni passo può aiutarvi ad appoggiare tutto il piede a terra.

La corsa può essere definita come l'esecuzione di molte ripetizioni di un esercizio con poco carico. Ciò si può capire meglio comparando la corsa al sollevamento pesi. Se alzate dei pesi pesanti una sola volta, state spostando un carico pesante con una sola ripetizione; l'effetto dell'allenamento prodotto sarà un aumento di forza. Ma l'allenamento sulla resistenza non è basato su un unico, pesante carico. Per fare un chilometro e mezzo muoviamo le nostre gambe all'incirca mille volte. Correndo su lunghe distanze, otteniamo moltissime ripetizioni con un carico leggero, e ciò migliora la nostra resistenza. Lee fece riferimento alla corsa in varie lettere agli amici e in dichiarazioni alla stampa:

> Ovviamente, corro tutti i giorni. Faccio pratica con i miei strumenti (i pugni, i calci, le prese) ma devo migliorare la mia condizione di base tutti i giorni.
>
> Ho appena comprato una casa con mezzo acro di terra a Bel Air in cima a una collina – con un sacco di aria fresca. È come vivere in campagna, ma è pesante per i polpacci che corrono sui fianchi della collina.
>
> Corro tutti i giorni. A volte fino a 10 chilometri.
>
> Ieri ho portato la macchina al campo e ho lasciato Bo [il cane della famiglia Lee] libera di correre per un po'. Ho corso con lei e ho camminato rapidamente intorno al campo per alcune volte.
>
> Esco con Bo tutti i giorni. La porto al campo e corro lì.
>
> Correre oggi è il mio scopo, anche se sono dolorante.
>
> Mi sto allenando sulla strada più che mai. È molto più dura correre su e giù per una collina ma mi piace perché riesco a ottenere di più. Correre in salita è duro ma è ottimo per rinforzare le gambe e migliorare la resistenza. Ma è più facile che correre in discesa! Correre in discesa è dura per le gambe, dato che devi continuare a frenare. Del resto non è che dia un gran beneficio.
>
> Durante la corsa, potete sollevare le ginocchia, e i risultati miglioreranno.
>
> Ogni giorno alle quattro di pomeriggio corro per tre chilometri, a prescindere dalle condizioni del tempo. Se ho degli appuntamenti davvero importanti a quell'ora, allora correrò a un'altra ora, ma nello stesso giorno.

La stampa, ovviamente, fece le proprie osservazioni sul passatempo preferito di Lee per quanto riguarda il benessere fisico, come in questo articolo del giornale di Hong Kong «The China Mail»: «Bruce esegue regolarmente esercizi di corsa. Ha preso l'abitudine di fare una corsa di tre chilometri su e giù nell'area di Waterloo Hill Road alle quattro di pomeriggio. Gli ci vogliono circa 14 minuti».

ALLENAMENTO A INTERVALLI

Un'altra delle tecniche preferite da Lee per aumentare la resistenza era l'allenamento a intervalli. Il principio alla base dell'allenamento a intervalli è semplicemente di lavorare intensamente, riposarsi, lavorare intensamente, riposarsi, e così via. Per esempio, per allenarsi nella corsa di 1500 metri, correte 400 metri in 70 secondi. Poi fate una pausa, di circa 5 minuti, nel cui tempo rallentate il passo fino a una corsa riposante o una camminata. Alla fine di questo intervallo, correte altri 400 metri allo stesso passo da 70 secondi, seguito da un altro intervallo di riposo da 5 minuti, e poi altri 400 metri, continuando in questa maniera per un predeterminato numero di serie.

Ovviamente, invece di camminare e fare jogging quando ci si allena sulla strada, potete camminare per 1500 metri, correre per 1500 metri, camminare per 400 metri, sprintare per 180 metri e camminare per 800 metri, tutti i giorni. Respirate a fondo mentre allargate il petto. Lee una volta dichiarò a un giornalista: «All'inizio dovreste correre con facilità e in seguito aumentare la distanza e il ritmo e alla fine includere degli sprint per sviluppare il vostro respiro».

Un altro allievo di Lee, Richard Bustillo, ricorda quanto l'allenamento a intervalli di Lee fosse impegnativo:

> Corsi con lui una volta e non mi piacque il modo in cui correva perché, quando corro, mi piace rilassarmi e semplicemente fare jogging. Mi piace far andare il sistema cardiovascolare. Prima praticavo la boxe e quello è il modo in cui ero abituato a correre: aumentando il passo solo occasionalmente. A quel tempo, quando mi allenavo con Bruce, non si parlava molto di quello che oggi si chiama allenamento a intervalli. Bruce lo faceva già prima che diventasse popolare. E quello che faceva di solito era fare jogging per un po'; faceva anche degli incroci, portando la sua gamba sinistra sopra quella destra – e poi faceva jogging; descriveva dei cerchi per il suo gioco di gambe, e poi faceva jogging. Correva all'indietro per il gioco di gambe e la coordinazione, perché sapeva che combattere non è come il jogging; a volte devi girarti in fretta o arretrare. E questo è il modo in cui lo applicava, e questo è il modo in cui correva. Non è una corsa divertente! Caspita, a me piace fare le cose e godermele. Dio, quello sì che era un allenamento faticoso!

18
POTENZA APPLICATA: L'ALLENAMENTO CON IL SACCO PESANTE

> Mi rilasso finché devo usare tutti i muscoli del mio corpo e poi concentro tutta la forza nel mio pugno. Per generare una grande forza prima è necessario rilassarsi completamente e raccogliere le forze, e poi concentrare la mente e tutta la forza nel colpire il bersaglio.
>
> *Bruce Lee*

Per Bruce Lee, esisteva una differenza vitale fra la forza e la potenza, e questa differenza era molto più che puramente semantica. Egli definiva la forza come «la capacità del corpo di esercitare una grande forza». La potenza, invece, era definita da Lee come «l'abilità di rilasciare una forza esplosiva per produrre un movimento veloce e improvviso per muovere l'intero corpo con il massimo sforzo». Dichiarò anche che «la potenza implica il tasso di velocità con cui la forza viene espressa».

In altre parole, la potenza era l'unione fra forza e velocità, e una grande quantità di entrambe era necessaria se ci si aspettava di rilasciare una grande quantità di potenza nell'esecuzione di una tecnica di arti marziali.

Uno degli allievi di Lee, Dan Inosanto, ricorda che Lee una volta gli chiese: «Dan, mi sai dire dov'è la differenza quando dico che un tizio è un praticante di arti marziali forte e quando dico che un tizio è un praticante di arti marziali potente?». Inosanto fece una pausa prima di rispondere: «Non lo so, qual è la differenza?». La risposta di Lee fu: «Un uomo può essere forte, ma se non sa usare la sua forza con velocità, non è potente».

La risposta di Lee è fisiologicamente corretta. Per esempio, in uno sport come il lancio del peso nell'atletica, alcuni allenatori inesperti hanno scoperto che una persona che è abbastanza forte per sollevare una quantità impressionante di pesi può non essere in grado di mettere a profitto quella forza in un lancio molto potente.

Secondo la star del cinema James Coburn, che era uno dei più assidui allievi privati di Lee, la potenza o «la forza esercitata in un movimento rapido» di Lee era quasi spaventosa da vedere:

> Vivevo in Tower Road. Era un posto spagnoleggiante che aveva un patio e io e Bruce ci allenavamo lì. Un giorno Bruce portò una pesante sagoma per placcaggi, di quelle usate dai giocatori di football americano. La appendemmo con un gancio lì fuori e la usammo per allenarci nei calci laterali. Quando la colpii con un calcio Bruce disse: «Sei troppo timido! Devi farti coinvolgere di più dalla tecnica!». Quando tiravi dei pugni, Bruce diceva: «Conduci sempre con il mignolo – pow! – arriva fino a lì». Poi disse: «Ok, questo è il modo in cui lo faccio io» e tirò un calcio a questa sagoma, che doveva pesare fra i 50 e i 70 chili. Bene, le fece un buco in mezzo e la fece volare sul prato. Ricordo che era piena di stracci e che c'erano stracci ovunque. Devo aver raccolto stracci per mesi in giro per il prato. Era qualcosa di straordinario da vedere.

Lee, ovviamente, era interessato all'applicazione della potenza dal punto di vista del combattimento, e studiò a fondo l'espressione della potenza in fase di attacco, in difesa e nell'esecuzione delle combinazioni.

Imparare ad applicare la potenza: il sacco pesante

Uno degli attrezzi di allenamento preferiti da Lee era il sacco pesante. Il sacco pesante non è particolarmente esotico; pesa in genere sui 30 chili e si può trovare nella maggior parte dei centri di fitness e ovviamente in ogni palestra di boxe.

Con il sacco pesante, Lee poteva allenarsi seriamente nel migliorare la potenza devastante delle sue tecniche di pugno e di calcio. Costruire la forza mediante l'allenamento con i pesi era una cosa, ma mettere in condizione il proprio corpo di applicare la potenza – nella giusta quantità al momento giusto – era un'altra questione e richiedeva un allenamento speciale. Dopo tutto, pensava Lee, non è sapere quanto è importante, è farlo. Persino le tecniche più raffinate del mondo si rivelerebbero inutili senza la potenza necessaria per eseguirle. Una volta Lee consigliò ai lettori della rivista «Black Belt» di «appendere un sacco pesante nella vostra cantina e di usare le gambe come usereste le mani».

Anche se Lee in seguito avvertì i pericoli di un uso eccessivo del sacco pesante, lo considerava comunque un elemento essenziale del suo allenamento sulla potenza. A coloro che iniziavano ad allenarsi con il sacco pesante, Lee dava il seguente consiglio: «Iniziate con 3 serie da 50 ripetizioni di ciascun tipo di pugno, poi uniteli in combinazioni. Più avanti, lavorate sui calci individualmente, poi in combinazione. Infine, lavorate in combinazione con mani e piedi». Lee consigliava anche di indossare dei guanti e di avvolgere delle fasce di cotone elasticizzato intorno alle mani e ai polsi per prevenire gli infortuni. Anche se bisognerebbe allenarsi improvvisando, potrebbe essere utile guardare alcuni dei programmi per il sacco pesante che Bruce Lee scrisse. È inclusa anche la trascrizione di una sessione di sacco videoregistrata che mostrava Lee mentre si allenava nel retro della sua casa di Bel Air nel 1968.

ALLENAMENTO DI PUGNO CON IL SACCO PESANTE (LUNEDÌ, MERCOLEDÌ, VENERDÌ)

1. diretto sinistro
2. gancio destro
3. diretto sinistro dall'alto

ALLENAMENTO SUL PUGNO DIRETTO (COMBINAZIONE) CON IL SACCO PESANTE

1. diretto sinistro e diretto destro
2. diretto sinistro, diretto destro e gancio sinistro
3. diretto al corpo destro, gancio destro e montante sinistro
4. diretto sinistro, diretto destro, gancio sinistro e diretto destro
5. diretto sinistro alto e alla figura

ALLENAMENTO DI CALCIO CON IL SACCO PESANTE (MARTEDÌ, GIOVEDÌ, SABATO)

1. calcio laterale destro e sinistro
2. calcio a gancio destro e sinistro
3. calcio a rotazione destro e sinistro
4. spinta indietro avanti destro e sinistro
5. calcio di tallone destro e sinistro

TRASCRIZIONE DI UNA SESSIONE DI PUGILATO AL SACCO PESANTE

1. diretto sinistro (alto)
2. gancio destro (alla figura)
3. diretto sinistro (alto)
4. gancio destro (alto)
5. diretto sinistro (alla figura)
6. finta di diretto destro
7. gancio sinistro (alto)
8. gancio destro (alla figura)
9. montante sinistro (alto)
10. diretto destro (alto)
11. gancio sinistro (alto)
12. gancio destro (alto)

13. gancio sinistro (alto)
14. gancio destro (alla figura)
15. gancio sinistro (alla figura)
16. gancio destro (alto)
17. montante sinistro (alto)
18. gancio destro (alto)
19. diretto sinistro (alto)
20. gancio destro (alto)
21. montante sinistro (alla figura)
22. gancio destro (alla figura)
23. montante sinistro (alto)
24. gancio destro (alto)
25. Bruce arretra, usando il suo lavoro di gambe per evitare il ritorno del sacco. Lascia che ondeggi verso di lui e poi indietro completamente. Mentre sta tornando, ne ferma l'oscillazione con il suo gomito destro in posizione di blocco basso e poi si solleva fintando un gancio destro, poi incrocia con un gancio sinistro. (A questo punto la sua mano sinistra tocca il sacco, la gamba destra di Bruce è avanti e la spinta arriva dalla torsione dei fianchi in senso orario; la sua gamba sinistra è quasi perfettamente dritta.)
26. gancio destro (alto)
27. gancio sinistro (alto)
28. gancio destro (alto)
29. mentre il sacco sta tornando verso di lui, Bruce usa il suo gioco di gambe per spostarsi all'indietro fuori portata. Assume brevemente la posizione di guardia, con grande attenzione all'oscillazione del sacco, poi esplode un destro diretto (alto)
30. montante sinistro (alto)
31. diretto destro (alto)

Come potete vedere, Lee usava il sacco pesante per perfezionare (e osservare gli effetti di) diverse tecniche di arti marziali, e per misurare quali punti di leva e principi cinetici potessero condurre a un aumento della sua potenza. Secondo il suo ex socio in affari Raymond Chow, dei Golden Harvest Studios di Hong Kong, Lee «studiava le arti. Ci lavorava davvero su, per capire come un colpo fosse fatto e come un colpo potesse essere più potente».

Lee credeva che il sacco pesante fosse utile non solo per sviluppare la potenza, ma anche per migliorare il proprio senso del tempo. Allenarsi con il sacco potrebbe insegnare a ognuno di noi a calciare esattamente al momento giusto e alla giusta distanza per eseguire il calcio o colpo più potente.

Anche se Lee non scrisse mai una dissertazione formale su come usare al meglio il sacco pesante, alcuni frammenti dei suoi appunti e conversazioni rimangono e rivelano il suo approccio generale:

1. Tenetevi sempre ben coperti e non rimanete aperti neanche per un istante.
2. La potenza del pugno e del calcio arriva, non come la maggior parte delle persone pensa, dal vigore con cui quale si tira il colpo, ma dal contatto corretto nei punti giusti al momento giusto, con i piedi e il corpo nella posizione corretta e in equilibrio.
3. Muovetevi! Muovetevi! Muovetevi sempre, con passi laterali, finte, eseguendo variazioni di calci e di colpi nei movimenti.
4. Ricordate che il corpo è parte integrante del calcio e del pugno, non sono solo la gamba e il braccio che li eseguono.
5. Allenatevi prima per la coordinazione e poi per la potenza.

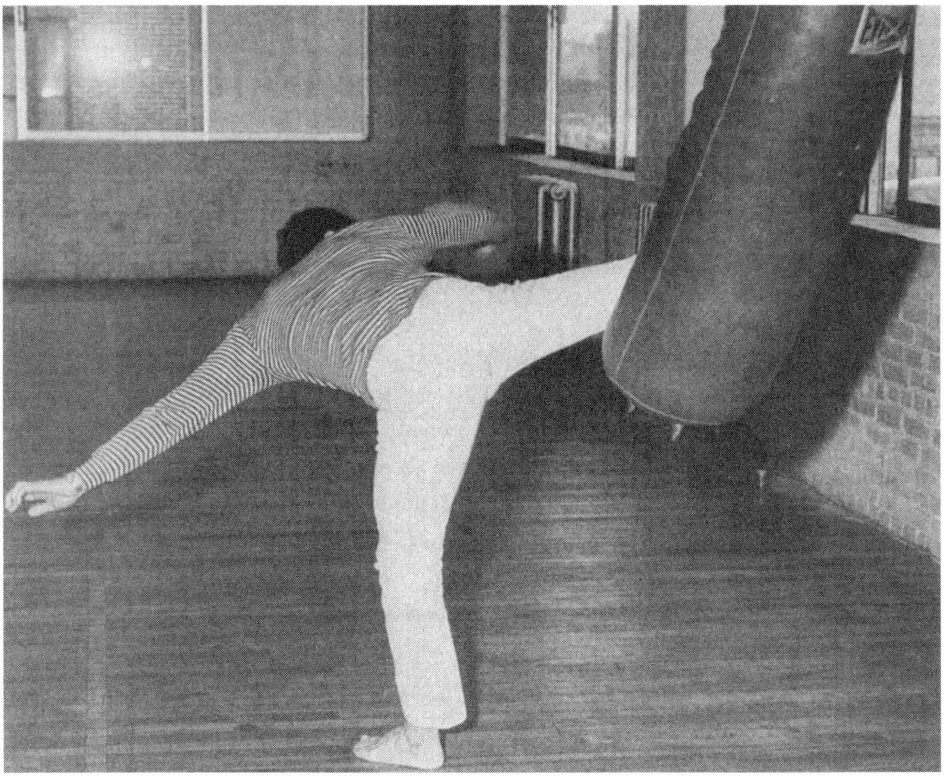

Lee metteva in guardia riguardo al diventare troppo sicuri di sé come conseguenza dell'allenamento con il sacco pesante. Era particolarmente critico con coloro che si preparavano a lungo prima di eseguire i loro colpi di potenza, dato che sosteneva che un avversario non starà semplicemente lì a concedervi il lusso di una preparazione completa del colpo. Per questo Lee avvertiva dei rischi di abbassare la guardia mentre ci si allenava sul sacco pesante. Come disse una volta al suo allievo Daniel Lee: «Puoi colpire un sacco pesante in quel modo, ma non puoi colpire un avversario in quel modo».

Lee osservò anche nei suoi allievi (e per esperienza personale) che troppo allenamento con il sacco pesante facilitava una condizione di disattenzione nella coscienza di combattimento. Dato che il sacco non vi colpisce mai e non bisogna mai reagire a un contrattacco potenziale, esso vi garantisce molta più libertà di preparare i vostri colpi e calci di quanta ne avreste in un incontro reale. Come Lee una volta disse: «Il difetto dell'allenamento con il sacco pesante è il fatto che il sacco non può colpirvi a sua volta, quindi significa che vi lasciate scoperti al contrattacco, "perfezionando gli sbagli"».

Lee imparò una delle sue tecniche preferite con il sacco pesante grazie a un libro scritto dall'ex campione mondiale di pesi massimi Joe Louis. Il Bombardiere Nero suggeriva che, dopo aver colpito il sacco da fermo, uno dovrebbe cercare di dargli una leggera spinta per far iniziare una lenta oscillazione. Poi, una volta che ha iniziato a oscillare, Louis consigliava al praticante di colpire con un gancio improvviso, sinistro o destro, nella direzione di oscillazione del sacco. Lee lo apprezzava, perché lo costringeva ad affrontare una forza contraria o in movimento invece di un bersaglio semplicemente immobile.

OLTRE IL SACCO PESANTE

Lee riteneva che, dopo aver sviluppato abbastanza potenza grazie all'allenamento con il sacco pesante, uno dovrebbe diminuire la quantità di tempo spesa ad allenarsi sul sacco, lavorando invece su altri aspetti di padronanza tecnica, come il tempismo, la coordinazione, la distanza, la velocità e la precisione. Durante una telefonata a metà del 1971 consigliava a Daniel Lee:

> Quando usi la gamba è molto meglio usarla per calciare il blocco imbottito o qualcosa del genere. Stai attento a non eseguire troppi calci laterali in aria, dato che fa male all'articolazione del ginocchio.

Lee istruiva anche i suoi allievi a cercare di sviluppare una sorta di sensazione diretta o, come diceva lui, di «contenuto emotivo» riguardo al colpire il sacco. Non colpitelo o spingetelo meccanicamente, ma mettete davvero passione e significato in ogni colpo. Il miglior esempio di questo mi è stato portato da Richard Bustillo, uno degli allievi di Los Angeles di Lee. Bustillo ricorda:

> Una volta ci stavamo allenando e Bruce stava colpendo il sacco pesante – e stava uscendo di testa, come se fosse arrabbiato col sacco. Tirava su con il naso e colpiva il sacco davvero forte. Credo che ci fosse Ted Wong lì e io guardavo Ted e lui mi guardava come per chiedere: «L'hai fatto arrabbiare? L'ho fatto arrabbiare io? Che cosa è successo?». Ci stava davvero dando dentro con il sacco; ci stava mettendo il cento per cento e pestava davvero. E poi quando finì, ci guardò e ci disse: «Dai ragazzi, su. È il vostro turno». Io gli chiesi: «Cos'è successo prima?». Lui rispose: «È il jeet kune do, devi essere emotivamente coinvolto quando ti alleni». E Bruce era in grado di iniziare e finire il coinvolgimento emotivo quando lo desiderava.

Il sacco pesante può essere uno strumento molto prezioso per imparare ad applicare la potenza che si è guadagnata attraverso gli allenamenti sulla forza. Oltre a sfogare lo stress, allenarsi sul sacco pesante vi insegnerà a coordinare le parti del corpo in un tutt'uno dinamico e coerente, e migliorerà qualità come il ritmo, l'equilibrio, il senso del tempo, la produzione della forza, lo schivare e la precisione. Come Lee stesso disse: «Quando parli di combattimento, be', allora ragazzo mio, sarà meglio che alleni tutte le parti del corpo!».

Bruce Lee continuò a usare il sacco pesante fino al suo ultimo allenamento e imparò molto sul potenziale del proprio corpo da questi allenamenti. Quindi lasciamo a Lee l'ultima parola sull'argomento: «Usa quel sacco pesante, muoviti, giraci intorno. L'unico beneficio deriva dalla tua immaginazione e dalla tua abilità di colpire con velocità e potenza».

19
L'ALLENAMENTO A INTERVALLO PER CHI PRATICA ARTI MARZIALI

Dato il consiglio di Bruce Lee secondo cui è meglio che chi pratica le arti marziali sia in grado di combinare insieme calci e pugni e che sia in grado di «durare», altrimenti sarebbe meglio per lui assumere una guardia del corpo o condurre una vita più pacifica, che tipo di allenamento Lee consigliava per avere più resistenza nel colpire e nel calciare? La risposta è l'allenamento a intervallo.

Lee, con «allenamento a intervallo», non intendeva solo il jogging, ma anche il colpire, il calciare e il lavoro di gambe necessari al combattimento. Quindi Lee ideò un programma per migliorare le capacità e la condizione necessarie per chi pratica le arti marziali cercando di migliorare le proprie possibilità in situazioni di combattimento. Ricordando che l'allenamento a intervallo consiste in scatti di esercizio intenso inframmezzati da brevi periodi di riposo, nei quali chi si allena si sposta da stazione a stazione o da circuito a circuito per mantenere il sangue in circolo e il battito elevato, non è difficile comprendere come, a parte il miglioramento in combattimento fornito da questo

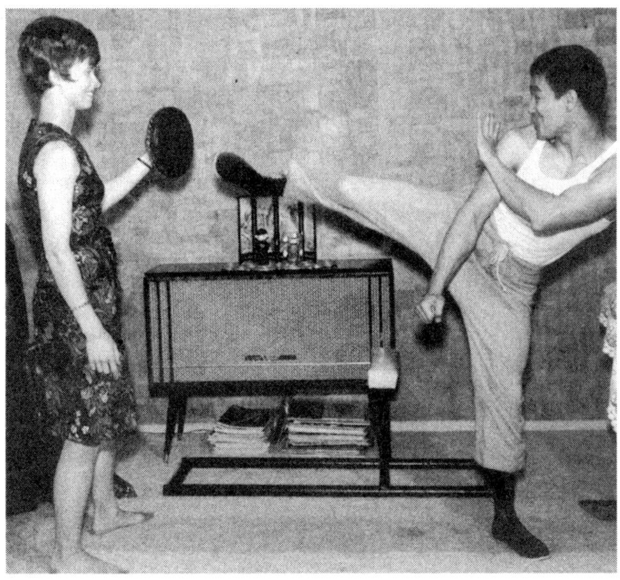

programma, anche i benefici di salute e benessere siano anch'essi incredibili. Se seguite questo programma anche solo per quattro settimane, migliorerete la vostra coordinazione, agilità, resistenza, potenza, velocità, ritmo, tempismo, precisione e tono muscolare e ridurrete anche i vostri livelli di grasso corporeo! Non male per un allenamento da 40 minuti!

Lee usò questo programma per un certo periodo e lo raccomandò anche al suo allievo Larry Hartsell, che si stava preparando per iscriversi a quello che sarebbe stato il primo torneo di kickboxing full contact negli Stati Uniti. Secondo Hartsell, i risultati di cui godette mentre si allenava con questo programma furono spettacolari:

> Questo era un programma che Bruce ideò per me quando mi stavo allenando per il primo incontro di kickboxing in questo paese. Si tenne nel 1968 a San Francisco, al San Francisco Civic Auditorium. Bruce mi disse: «Larry, fai questo programma tutti i giorni e fai quanti più incontri di allenamento possibili». Mi disse anche: «Aumenta le ripetizioni. Fanne di più. Specialmente quando stai iniziando l'allenamento». Mi allenai duramente per tre mesi in vista del torneo. Arrivai secondo. Ero veramente insoddisfatto di essere arrivato secondo perché mandai al tappeto l'altro tizio, ma fui squalificato perché lo presi a calci mentre era a terra. Indossavamo guantoni da 230 grammi e potevamo anche indossare scarpe da boxe e tutto andava bene tranne le prese all'inguine e i colpi diretti agli occhi. Il tipo contro cui combattei era il prediletto dell'organizzatore, un tizio cinese. Al terzo round lo misi giù e il tizio riusciva a malapena a stare in piedi. Venne addirittura da me e mi disse: «Hai vinto». Era un praticante di thai boxe e viveva in Thailandia. E io lo battei comunque.

Il programma di allenamento a intervallo

Ogni circuito del programma dura tre minuti, cioè il tempo di una ripresa di boxe tra professionisti. I periodi di riposo (con l'eccezione del circuito di salto con la corda) durano solo un minuto, il tempo che un pugile ha a disposizione fra le riprese. Ecco il programma che Bruce Lee aveva preparato per Larry Hartsell:

1. jogging alternato a sprint da un minuto (almeno mezz'ora)
2. 4 riprese da 3 minuti di kickboxing allo specchio, alternando un lavoro in velocità a un lavoro di potenza
3. 5 riprese da 3 minuti di kickboxing al sacco pesante, alternando un lavoro in velocità a un lavoro di potenza
4. 5 riprese da 3 minuti di salto con la corda
5. 2 riprese di kickboxing allo specchio a ritmo blando come defaticamento

Il programma personale di Lee

Nella versione di Lee del programma non c'è menzione del lavoro per la resistenza sulla strada; tuttavia, anche se non l'ha scritto, si può desumere con certezza dall'osservazione dei programmi di allenamento di questo periodo che l'avrebbe sicuramente inclusa in un certo momento del giorno. Lee di solito correva presto la mattina e si allenava sulle arti marziali la mattina tardi o a metà pomeriggio.

Ecco la versione personale di Lee di questo programma:

1. 5 riprese da 3 minuti di kickboxing allo specchio, alternando un lavoro in velocità a un lavoro di potenza
2. 6 riprese da 4 minuti di kickboxing al sacco pesante, alternando un lavoro in velocità a un lavoro di potenza
3. 5 riprese da 3 minuti di salto con la corda con tutti i giochi di gambe
4. 3 riprese da 3 minuti di kickboxing al sacco leggero, lavorando in velocità
5. 2 riprese da 3 minuti di kickboxing allo specchio come defaticamento

Il programma a intervallo avanzato (split)

Con il passare del tempo, Lee cambiò il programma in modo da poter fare un lavoro più concentrato, specificamente sui calci e i pugni, per sei giorni alla settimana. Con questa nuova routine, Lee allenò gli arti superiori il lunedì, mercoledì e venerdì, e gli arti inferiori il martedì, giovedì e sabato. Anche se non scrisse quanto tempo effettivo spendesse su ciascun circuito o stazione, si può dedurre con certezza dai suoi allenamenti precedenti che era un «round» da 3 minuti per ogni stazione seguito da un periodo di riposo di 1 minuto.

LUNEDÌ, MERCOLEDÌ, VENERDÌ

1. 3 riprese da 3 minuti di salto con la corda
2. 3 riprese da 3 minuti di pugni allo specchio, provando tutte le combinazioni
3. 5 riprese da 3 minuti di pugni al sacco pesante, alternando un lavoro in velocità a un lavoro di potenza
4. 2 riprese da 3 minuti di salto con la corda
5. 2 riprese di pugni allo specchio a ritmo blando come defaticamento

MARTEDÌ, GIOVEDÌ, SABATO

1. 3 riprese da 3 minuti di salto con la corda
2. 2 riprese da 3 minuti di calci (frontali, laterali e circolari) allo specchio, provando tutte le combinazioni
3. 4 riprese da 3 minuti di calci al sacco pesante
4. 3 riprese da 3 minuti di calci al sacco leggero
5. 2 riprese da 3 minuti di salto con la corda
6. 2 riprese di calci allo specchio a ritmo blando come defaticamento

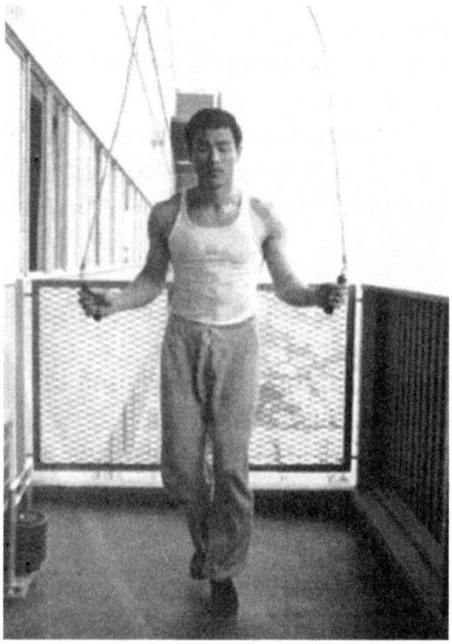

20
NUTRIZIONE

> Quando pratichi le arti marziali, devi mangiare solo quello di cui hai bisogno e non farti prendere da cibi che non ti fanno bene in quanto praticante di arti marziali.
>
> *Bruce Lee*

Dopo aver visto l'incredibile definizione muscolare del corpo di Lee, si potrebbe pensare che Lee fosse un esperto, fra le altre cose, di nutrizione. La verità è che con tutte le cose cui si dedicava e che perseguiva nella vita non ebbe il tempo di fare sull'argomento poco più che un'indagine superficiale.

Lee non buttò mai giù una dissertazione sulla nutrizione per migliorare il rendimento atletico, non tenne mai conferenze sull'argomento, né spese del tempo con dei nutrizionisti. Tuttavia, nelle sue carte private vi sono annotazioni considerevoli e una documentazione che, combinati ai ricordi di chi lo conosceva meglio, rappresentano una buona approssimazione della sua opinione sull'argomento.

Il compito di preparare il cibo per la famiglia Lee toccava alla moglie di Bruce, Linda, oltre a quello di inventare le formule nutrizionali supplementari per suo marito. E lei rimane l'unica autorità sulla dieta di Lee. Ha detto: «Io ero quella che faceva più ricerca nel campo nutrizionale, perché sinceramente Bruce non sapeva neanche far bollire l'acqua, e non gli importava granché di imparare. Non aveva interesse né tempo da dedicargli. Quando io cucinavo, si allenava e basta, quindi io cercavo semplicemente di fare del mio meglio per fornirgli pasti ben bilanciati che fossero allo stesso tempo salutari e nutrienti».

Dai ricordi di Linda, la famiglia Lee non faceva dei pasti un momento cruciale della vita; mangiare era semplicemente considerato come la «benzina» che manteneva attivi i membri della famiglia. Linda tuttavia leggeva molti libri sulla nutrizione e in particolare prese molti spunti dai libri di Adele Davis, che raccomandavano l'uso di generi alimentari come i cibi integrali e la completa esclusione di cibi troppo lavorati e di zuccheri semplici.

Come risultato della ricerca di Linda, Lee fu in grado di ottenere i benefici di una dieta ben bilanciata e altamente nutriente senza dover limitare il tempo che dedicava al suo allenamento. Questo non significa che Lee non prestasse attenzione a quello che metteva dentro il suo corpo. In maniera molto simile a chi, desiderando avere una macchina dalle alte prestazioni, non mette niente nel serbatoio se non benzine con un elevato numero di ottani, Lee capì che se si desidera un corpo dalle alte prestazioni non è possibile nutrirlo con una dieta basata su birra e pizza e aspettarsi che funzioni al massimo della propria efficienza. Senza la giusta «benzina», nel caso migliore il motore del proprio corpo fornirà delle prestazioni «affaticate».

Questo non vuol dire che Lee credeva che si dovesse vivere nelle caverne e nutrirsi di noci e bacche per essere in salute, ma comprese che si ha bisogno di assumere cibi migliori rispetto alla Coca-Cola e agli hot dog. Linda ricorda che:

> Bruce non mangiava molti cibi cotti al forno, primo perché erano fatti di farina lavorata e non contenevano niente se non calorie vuote. Non aveva interesse a consumare calorie che non avrebbero fatto niente per il suo corpo. Bruce faceva dai tre ai cinque pasti al giorno, ma non mangiava grandi porzioni, principalmente perché tutto era centrato intorno al suo allenamento e il suo incastro con il resto della giornata. Poteva prendere, a seconda di quale fosse il suo programma del giorno – e poteva essere diverso ogni giorno – un paio di bevande proteiche, un succo, o uscire per un pranzo cinese e poi consumare una cena in qualche modo normale. Come la maggior parte delle persone, mangiava meglio se riusciva a distribuire i pasti lungo l'arco della giornata. I suoi cibi preferiti erano quasi tutto il cibo cinese e cose come gli spaghetti o la pasta.

Una dieta ben bilanciata

Secondo Linda e altri con cui ho parlato riguardo alle opinioni sulla nutrizione di Bruce Lee, il suo atteggiamento era quello del nutrizionista più rispettabile: una dieta ben bilanciata è la preoccupazione fondamentale che definisce l'apporto nutritivo. Tuttavia, dato che le opinioni differiscono riguardo a che cosa precisamente costituisca una dieta ben bilanciata e che dare una valutazione sulle opzioni nutritive prevalenti riguardo questo argomento va oltre lo scopo di questo libro, mi concentrerò piuttosto sugli standard di Lee per una dieta ben bilanciata, che consistevano semplicemente nello scegliere cibi che fornissero un'ampia quantità di proteine, carboidrati e grassi.

PROTEINE COMPLETE E INCOMPLETE

Le proteine complete si possono trovare nel latte, uova, formaggio, carne (incluso il pesce e il pollame), soia, arachidi, burro di arachidi e alcune noci. Sia le proteine complete sia quelle incomplete si possono trovare nel grano. Le proteine incomplete si possono trovare nel frumento, segale, fagioli, piselli, lenticchie, gelatina e alcune noci. Esempi comuni di complemento fra proteine incomplete e complete sono l'uso dei cereali con il latte, il pane con il formaggio e i piselli con la carne.

CARBOIDRATI

Gli amidi e gli zuccheri sono inclusi nella classificazione dei carboidrati. Il nome si riferisce alla composizione chimica, dato che contengono carbonio, idrogeno e ossigeno. Durante il processo di digestione, gli amidi vengono trasformati in zuccheri in modo che, per esempio, i cibi a base di carboidrati raggiungano il sangue sotto forma di zuccheri.

All'interno del corpo questo zucchero viene bruciato lentamente o combinato con l'ossigeno (respirato attraverso i polmoni). Questa ossidazione produce l'energia di cui il corpo ha bisogno per i suoi processi interni e per l'attività muscolare. I cibi ricchi di amidi includono tutti i cereali (grano, avena, orzo, riso, segale), pane, torte, maccheroni, spaghetti, fagioli bianchi, piselli e patate. I cibi ricchi di zucchero sono melasse, miele, frutta secca (datteri, fichi, uva passa), gelatine, cioccolato e zucchero commerciale; anche la frutta fresca è una buona fonte. Il centro dei nostri bisogni energetici dovrebbe essere fornito da cibi ricchi di amidi piuttosto che da cibi ricchi di zuccheri.

Le forme concentrate di zucchero (miele, marmellate, gelatine, cioccolato e dolci molto zuccherati) sono irritanti per la parete del tubo digerente e hanno una tendenza a fermentare, causando la formazione di gas nello stomaco e negli intestini, mentre il loro gusto dolce può levare l'appetito per cibi più sani e nutrienti. I cibi ricchi di amidi, d'altra parte, possono essere mangiati in quantità relativamente abbondante senza disturbi digestivi: non irritano il tubo digerente, di solito non fermentano, e il loro sapore delicato non toglie o danneggia il normale appetito. Tuttavia, i cereali raffinati, il pane bianco, il riso raffinato, la farina, i maccheroni, gli spaghetti e tutte le torte e gli impasti fatti con lo zucchero bianco (raffinato) hanno molto meno valore perché gli sono stati sottratti importanti elementi nutritivi.

GRASSI

Come i carboidrati, i grassi forniscono anch'essi energia al corpo. Infatti sono i più concentrati fra tutti i cibi energetici. Dato che la fame è causata dalla contrazione di uno stomaco vuoto e i grassi sono lenti nel lasciarlo, una quantità moderata di

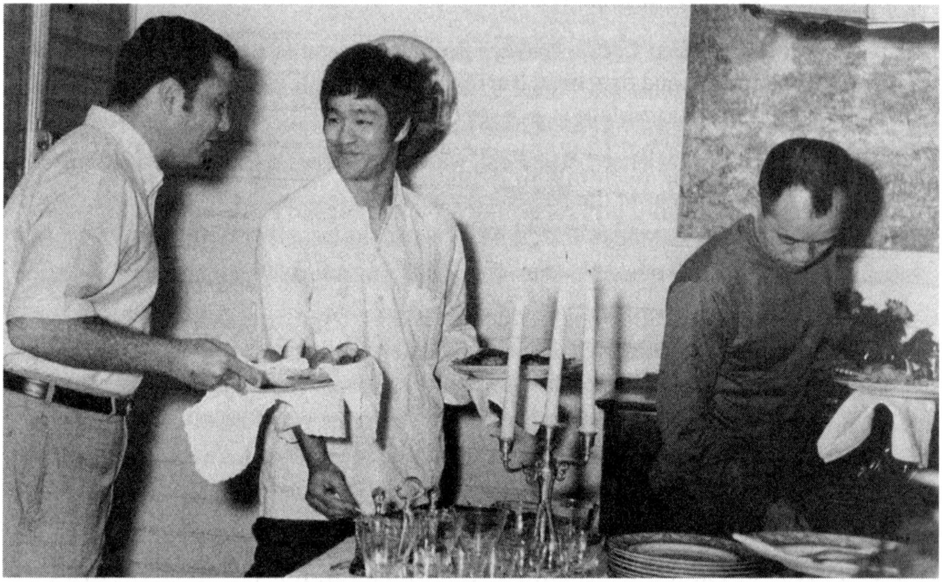

grassi nella dieta è utile per impedire la fame prima del pasto successivo. D'altra parte troppo grasso porterà a disturbi digestivi e a problemi cardiovascolari.

Il grasso forma una parte di tutte le cellule del corpo; sottili strati di grasso proteggono i nervi; gli organi interni sono in parte tenuti in posizione dal grasso; e un sottile strato di grasso sotto la pelle arrotonda il profilo del corpo e funge da isolante per impedire la perdita di calore corporeo in condizioni di freddo.

Alcuni acidi adiposi sono essenziali per vivere; si trovano nell'olio d'oliva, olio di mais, olio di arachidi, olio del seme di cotone, olio di fegato di merluzzo, burro d'arachidi e tuorlo d'uovo. Le fonti più valide di grasso sono quelle che contengono anche importanti minerali. Fra questi cibi ci sono il burro, il formaggio, la crema, il tuorlo d'uovo, l'olio di fegato di merluzzo, gli avocado, le mandorle, le noci, le noci brasiliane, le arachidi, il burro d'arachidi e il pesce grasso (salmone, sgombro, aringa, sardine e tonno).

Un esempio di dieta giornaliera

Bruce Lee poteva iniziare la giornata mangiando una scodella di cereali misti che consistevano in cereali integrali con noci e frutta secca. Poi c'era il pranzo verso mezzogiorno e poi la cena. Linda ricorda che spesso faceva per cena spaghetti o qualche altro tipo di pasta, che di solito veniva accompagnata da insalata verde e che tuttavia la famiglia faceva più spesso pasti a base di riso, verdure e carne, pollo o frutti di mare. «Non mangiavamo sempre carne» dice «e ovviamente Bruce preferiva di gran lunga mangiare cinese o qualche altra cucina asiatica perché ne apprezzava la varietà così come la proporzione fra carne e verdure. E spesso c'è più verdura che carne nei piatti asiatici.»

Lee pensava che il cibo occidentale nel suo complesso fosse abbastanza monotono, dato che era di solito limitato a un piatto principale, laddove nella cucina cinese ve ne sono diversi – gamberi con verdure, pollo con verdure, piatti di carne (come la carne in salsa di noci, uno dei piatti preferiti di Lee) o altri piatti preparati con il tofu (formaggio di soia). Una tale varietà consentiva una nutrizione più bilanciata e più godibile, permettendo di mangiare un po' di tutto ma non troppo di una sola cosa. Lee riteneva che fosse il modo migliore di mangiare.

Questo non deve far pensare che Lee non mangiasse cibo occidentale o non andasse mai al fast food, di tanto in tanto. «A Bruce piaceva molto la bistecca» ricorda Linda «e per un periodo prese l'abitudine di mangiare il fegato una volta alla settimana.» Tuttavia, Lee preferiva di gran lunga l'approccio più equilibrato della cucina asiatica, la quale, secondo lui, si concentrava sulla varietà e la proporzione fra proteine e carboidrati. Lee credeva che la tipica dieta occidentale ponesse troppa enfasi sulle proteine e sul grasso. Non essendo particolarmente ghiotto di latticini, che utilizzava principalmente per creare le sue bevande proteiche, Lee beveva raramente latte e non apprezzava per niente il formaggio. Secondo Linda «Bruce non riusciva a capire come mai gli occidentali mangiassero il formaggio».

Dato il suo programma di attività, Lee faceva spesso dei pasti leggeri fra i pasti principali, fra cui la zuppa di riso che Linda preparava cucinando il riso fino a portarlo alla consistenza di una zuppa. Linda aggiungeva pezzi di carne di organi come il fegato, i reni, il cervello o il cuore. Lee apprezzava particolarmente i *noodles* cotti, specialmente i *noodles* asiatici, che ovviamente sono un'ottima fonte di carboidrati, necessari a fornire una spinta energetica veloce.

L'arrivo degli integratori

Oltre al mantenimento di una dieta ben bilanciata, Lee credeva anche profondamente nell'integrazione nutrizionale. In particolare, le bevande proteiche erano una parte importante della sua dieta. Difficilmente passava un giorno senza che consumasse almeno una o due bevande altamente proteiche. Ancora una volta, era compito di Linda preparare questa bevanda altamente nutritiva:

Di solito andavamo al negozio di Bob Hoffman a Santa Monica per comprare le nostre proteine – ora le puoi comprare ovunque. Mischiavamo anche latte in polvere non istantaneo nella bevanda proteica di Bruce, perché, come avevo letto nei libri di Adele Davis, il latte in polvere non istantaneo era migliore perché di gran lunga più concentrato. Utilizzavamo questo o in aggiunta o in alternativa alla polvere di proteine che compravamo al negozio di Hoffman.

Il contenuto della bevanda altamente proteica di Lee cambiava, ma era sostanzialmente costituito da questi ingredienti:

- latte in polvere scremato
- acqua o succo
- cubetti di ghiaccio
- 2 uova
- 1 cucchiaio di germi di grano o di olio di germi di grano
- 1 cucchiaio di burro di arachidi
- banane, per i carboidrati e il potassio
- inositolo
- lecitina (in forma granulare)

Linda afferma di non aver mai avuto una ricetta fissa per preparare la bevanda di cui sopra e di non ricordare esattamente le quantità di venticinque anni fa. Tuttavia, a seconda del suo peso corporeo o del tipo di allenamento in cui era impegnato, Linda ricorda che Lee si assicurava di bere almeno una o due volte al giorno la sua bevanda proteica. Bruce Lee scrisse le sue istruzioni per massimizzare il potenziale di aumento di peso della bevanda altamente proteica: «Aggiungi le arachidi, uova (con i gusci) e banane alla polvere con il latte e mischiali in un frullatore. Se desideri risultati più veloci, usa latte intero invece di quello scremato».

Fate attenzione al fatto che Lee stava raccomandando il programma di cui sopra come cura per «guadagnare peso» per coloro che desiderassero farlo. Il latte intero ha molte più calorie del latte normale. Di fatto, Lee stesso non lo usò mai. Oltre alle sue bevande proteiche, Lee assumeva una quantità ben bilanciata di vitamine e minerali.

Bruce e Linda visitavano spesso il negozio Lindberg Nutrition a Santa Monica per comprare pacchetti di vitamine e minerali (che di solito contenevano sette compresse che, insieme, fornivano una selezione ben bilanciata di varie vitamine e minerali). Nel 1971, quando Lee stava girando a Pakchong in Thailandia il suo primo film in lingua cinese, *Il furore della Cina colpisce ancora*, scriveva spesso a casa lamentandosi dell'assenza di cibo decente: «Il cibo a Bangkok è terribile, specialmente a Pakchong» scriveva. «In questo villaggio non c'è carne e pochissimo pollo e maiale. Sono contento di aver portato con me le mie vitamine.»

Lee faceva in modo di assumere una dose giornaliera ben bilanciata di vitamine e minerali, e attribuiva la massima importanza alla vitamina C, di cui assumeva quantitativi extra quando sentiva che la sua resistenza si era abbassata a causa della stanchezza o dello stress.

Il valore di un frullatore elettrico

Lee capì in fretta l'importanza di avere un frullatore elettrico. Dato che era così attivo, il «carburante» primario che il suo corpo metabolizzava erano i carboidrati, e le sostanze più ricche di carboidrati in termini di contenuto vitaminico e minerale, oltre ai facilmente metabolizzabili (essendone naturalmente ricchi) amidi e zuccheri, sono la frutta e la verdura. Fra i succhi che Lee pensava essere particolarmente utili per soddisfare i suoi fabbisogni energetici c'era un misto di carote, sedano e mele. Di nuovo ci rivolgiamo a Linda per informazioni in questo campo:

> Avevamo un frullatore molto prima che divenisse di moda come oggi, e facevamo il succo di carote, succo di verdura e succo di frutta. Nei giorni in cui Bruce non prendeva le sue due bevande proteiche, poteva prendere una bevanda proteica e un succo. Credo che il succo più popolare fosse quello fatto con le carote. Le carote costituivano la parte più grande della bevanda, seguite in proporzione dalle mele. Infine aggiungevo del sedano. Spesso poi aggiungevamo anche gambi di prezzemolo, dato che il prezzemolo è ricchissimo di elementi nutritivi. Quindi, se volessi ricreare, per dire, il nostro succo carota/mela/sedano, direi che metà dovrebbe essere succo di carota, un terzo dovrebbe essere succo di mela, e il resto dovrebbe essere sedano e prezzemolo, ma è davvero solo una questione di gusto personale.

Lee beveva anche delle spremute estratte da altre verdure e altri frutti che di solito abbinava con il succo di carota per addolcirne il sapore. Il succo di frutta fresca e verdure è la fonte più ricca di vitamine, minerali ed enzimi. Nel corso di una giornata normale, una persona di solito non riesce a mangiare abbastanza frutta e verdura cruda per nutrire il corpo in maniera corretta. Questo è vero specialmente al giorno d'oggi, quando si ha bisogno di elementi nutrizionali aggiuntivi per aiutare il proprio corpo a depurarsi dalla maggiore quantità di tossine che sono presenti nell'ambiente. Nella maggior parte dei giorni probabilmente non riuscite a trovare il tempo per mangiare due chili di carote, ma siete sicuramente in grado di bere il loro equivalente nutritivo in un ottimo bicchiere di succo pieno di elementi nutritivi. Come dicono Cherie Calbom e Maureen Keane nel loro libro *Juicing for Life:*

> Il succo permette al vostro corpo di assimilare molti elementi nutritivi preziosi che si trovano nel cibo. Gli enzimi sono catalizzatori organici che aumentano la velocità con cui i cibi vengono separati e assorbiti dal corpo. Presenti in piante come la frutta e la verdura, gli enzimi vengono distrutti quando i cibi sono cotti. Questo è il motivo per cui la materia prima fresca e cruda dovrebbe costituire almeno metà della vostra dieta. La veloce e facile digestione di questi cibi è resa possibile dagli enzimi che vi daranno maggior energia e forza.

PAPPA REALE E GINSENG

Un'altra bevanda con carboidrati (anche se è così concentrata che è a malapena una bevanda) che aiutò a soddisfare i fabbisogni di energia di Lee fu la pappa reale (*royal jelly*), una miscela fatta dal miele delle api regine. Kareem Abdul-Jabbar ricorda che Lee apriva spesso una piccola fiala e ne beveva il contenuto durante la lavorazione di *The Game of Death*. Herb Jackson ricorda che una volta Lee gli disse: «Quando devo tenere una dimostrazione pubblica, subito prima prendo della pappa reale e voom! i miei livelli di energia sono ottimali». Secondo Linda: «Bruce credeva che la pappa reale e il ginseng aumentassero le sue riserve di energia e mantenessero i suoi livelli di attività. Apprezzava davvero la sperimentazione di 4000 anni di storia dei cinesi con le erbe e i tè, e pensava che se qualcosa aveva funzionato così bene per così tante persone in migliaia di anni, si trattava probabilmente di qualcosa di molto salutare».

L'AMORE PER IL TÈ

Sebbene Bruce non prendesse mai caffè, in primo luogo perché non ne apprezzava il sapore, bevve il tè per tutta la vita. Linda ricorda che a Bruce piaceva in modo particolare il tè col miele. Ogni qual volta che stava lavorando, specialmente quando stava girando dei film a Hong Kong, Linda gli preparava dei grandi thermos di tè al miele da sorseggiare fra una scena e l'altra. Ha detto: «Glielo preparavo prendendo una bustina di tè Lipton e facendolo abbastanza forte. Lo mescolavo poi con un cucchiaino di miele. A Bruce piaceva il sapore e lo bevevamo sempre».

Un altro tipo di tè che Lee apprezzava era chiamato *Li Cha* in cinese – che letteralmente significa «tè al latte». È una bevanda che Lee e Linda bevevano spesso insieme la mattina, in modo particolare quando si trasferirono a Hong Kong nel 1971. Linda ricorda divertita che Wu Ngan, un amico di Lee e la sua controfigura nei film, che viveva con loro a Hong Kong, faceva spesso il *Li Cha* per lei e Bruce la mattina, e un giorno lei gli chiese che cosa ci fosse di speciale in quello che lei aveva sempre creduto fosse un tipo speciale di tè cinese. Wu Ngan la guardò sorpreso e le rispose: «È tè Lipton, ovviamente!». Il *Li Cha* è tè nero – tendente al rosso – e va lasciato in infusione finché non è abbastanza forte. Si aggiungono poi latte e zucchero, dandogli un sapore non dissimile da quello del tè inglese.

Lee comunque non si limitava solo al tè al miele e al *Li Cha*. Linda ricorda che «c'erano centinaia di tipi di tè cinese, e a Bruce ne piaceva la maggior parte». Quando Lee stava lavorando sul set di un film, amici e lavoranti gli portavano spesso tè diversi, fra cui quello al crisantemo, particolarmente apprezzato. A parte il gusto piacevole, Lee sapeva che aveva molti effetti benefici che sono attribuibili a vari tipi di tè, il che lo rendeva non solo piacevole da bere, ma anche salutare.

Avendo brevemente descritto quella che costituiva la dieta bilanciata di Lee, analizziamo come si configurava giorno per giorno, prendendo per esempio rappresentativo il consumo di cibo di un giorno tipico.

La dieta tipica di Bruce Lee

COLAZIONE

Cibo: una scodella di cereali integrali, noci e frutta secca con l'aggiunta di latte.
Bevanda: succo d'arancia e tè.

SPUNTINO

Bevanda proteica o succo: proteine in polvere, latte scremato in polvere con acqua o succo, uova, germogli di grano, banane o altri frutti, spesso con l'aggiunta di burro d'arachidi. Spesso veniva aggiunto il lievito di birra.

PRANZO

Cibo: carne, verdure, riso.
Bevanda: tè.

SPUNTINO

Bevanda proteica o succo: vedi gli ingredienti della bevanda dello spuntino prima di pranzo.

CENA

Cibo: spaghetti e insalata o un altro pasto a base di riso, verdure e carne, pollo o frutti di mare.
Bevanda: un bicchiere di latte e tè.

Lee riteneva che le persone dovrebbero essere coscienti degli elementi nutritivi che consumano giorno per giorno. Sulle pagine del copione del film *I tre dell'operazione Drago,* Lee scrisse i seguenti appunti sul consumare solo le calorie di cui il corpo ha effettivamente bisogno, piuttosto che indugiare nei piaceri della cucina: «Quando pratichi le arti marziali, sei una noce; vai agli estremi per migliorare te stesso come praticante di arti marziali. E un modo è mangiare solo quello di cui il tuo corpo ha bisogno e non farsi trasportare dai piaceri dei sensi del cibo». Lee scrisse anche: «Quando pratichi arti marziali, mangia solo quello che è necessario e non farti prendere da cibi che non ti danno un beneficio in quanto praticante di arti marziali».

In conclusione, Lee riteneva che si dovessero evitare cibi con un eccessivo contenuto calorico e con un basso valore nutrizionale. Trovava particolarmente efficace evitare zuccheri lavorati, grassi fritti e alcol.

21
L'EVOLUZIONE DEI METODI DI ALLENAMENTO DI BRUCE LEE

È difficile immaginare la quantità di ricerca e sperimentazione che si concentrò nella breve vita di Bruce Lee. Come una volta ha ricordato l'ex allievo di Lee, Chuck Norris,

> Nessun altro essere umano si era mai allenato come Bruce – in modo fanatico. Lo viveva e lo respirava dal momento in cui si svegliava alle sei di mattina fino a quando andava a dormire la notte. Si allenava o pensava all'allenamento. La sua mente era sempre attiva, mai a riposo. Pensava sempre a dei modi di migliorarsi e quali nuove invenzioni fossero possibili. La sua mente era costantemente attiva.

Non c'è da meravigliarsi che Lee sperimentò molte arti marziali differenti e programmi di allenamento supplementari. Scorrendo degli esempi delle sue routine di allenamento nell'arco di dieci anni, si notano alcuni sviluppi interessanti. Per prima cosa, è evidente un continuo processo di sfrondamento, nel quale l'interesse di Lee si sposta dall'imparare nuove e diverse tecniche alla pratica costante, al sezionare le tecniche che già possedeva, scartando quelle che pensava fossero impraticabili o

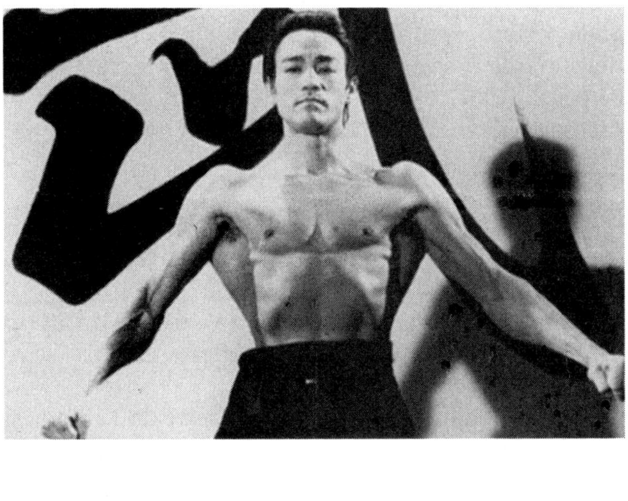

non necessarie, e simultaneamente aumentando il suo allenamento supplementare nel tentativo di aiutare o sostenere le tecniche che pensava fossero le basi essenziali di un efficace combattimento senza armi.

Per esempio, osservando le sue registrazioni di allenamento nel 1963 apprendiamo che Lee si allenava in un modo che potremmo definire tradizionale: eseguiva «forme» o una successione di movimenti caratteristici del gong fu Wing Chun, una arte marziale cinese classica. Eseguiva il sil lum tao («grande piccola idea») e si allenava giornalmente sul mook jong (il manichino di legno). Secondo Taky Kimura e Jesse Glover, che conobbero e studiarono con Lee in questo periodo, Lee si poteva allenare tre o più ore con il manichino di legno ed eseguiva la prima forma del Wing Chun diverse volte al giorno – per poi eseguire esercizi di pugno e calcio.

Nel 1965, Lee aveva aggiunto l'«uno-due» (gancio destro, incrociato sinistro) della boxe occidentale e la tecnica del pugno con il dorso della mano (gwa choy) al suo arsenale Wing Chun. Cosa più importante, aveva iniziato ad allenarsi coi manubri nel tentativo di sviluppare gli avambracci, stava iniziando il suo programma cardiovascolare per migliorare la resistenza e si stava impegnando in allenamenti specifici per gli addominali.

Nel 1968, Lee si era ormai liberato del sil lum tao (almeno come base del suo allenamento) e si poteva notare la forte influenza della boxe occidentale (cioè, il gancio, il diretto, l'uppercut e l'incrociato). Da notare che le influenze classiche del Wing Chun erano ormai quasi totalmente scomparse dal suo allenamento. Non c'era allenamento sulle forme, allenamento sul mook jong o con i pugni a vuoto. I calci non erano limitati agli angoli bassi su cui si concentra il Wing Chun, anche se questo non significa che Lee avesse perso o messo da parte la sua conoscenza di questi metodi. Erano troppo legati ai suoi percorsi neuro-muscolari per diventare inaccessibili, qualora ne avesse avuto ancora bisogno. Tuttavia, i suoi programmi di allenamento mostrano che negli anni Settanta l'area del suo interesse era cambiata e si era orientata a un metodo molto più efficiente di colpi e calci e a un aumento dell'allenamento supplementare per sostenere un'esecuzione efficiente di queste tecniche.

1963 circa

1. pugni
   a. pugni davanti allo specchio – 6 serie da 50 ripetizioni
   b. sacco appeso – 3 serie da 50 ripetizioni
2. stretching per le gambe
   a. allungamento in avanti – 3 serie da 12 ripetizioni
   b. allungamento laterale – 3 serie da 12 ripetizioni

3. calci
    a. calcio diretto – 3 serie da 12 ripetizioni
    b. calcio laterale – 2 serie da 12 ripetizioni
    c. forma di calcio – 3 serie da 12 ripetizioni
4. manichino di legno
    a. forma classica del 108
    b. allenamento tecnico individuale
    c. allenamento nelle entrate
5. allenamento sulle forme – sil lum tao, tecniche di mano e colpo Wing Chun
6. allenamento tecnico individuale
7. allenamento sulle mani appiccicose

1965 circa

ALLENAMENTO TECNICO

A.

stoccata con le dita
blocca e colpisci
pak sao e colpo diretto
pak sao interno e colpo al lato destro dell'avversario
lop sao

B.

pak sao
lop sao
colpo con il dorso della mano
pugno diretto e colpo con il dorso della mano (sinistro e destro)
pak sao e colpo con il dorso della mano
doppio lop sao
colpo basso e colpo con il dorso della mano
colpo basso, colpo con il dorso della mano e calcio
colpo diretto al cancello interno
colpo basso e colpo con il dorso della mano

CONSAPEVOLEZZA DIFENSIVA

parata, calcio e bill jee
devia e colpisci
il blocco o calcio

colpo o calcio per tutti gli scopi
il reparto dei quattro angoli
ostruzione con la gamba

TECNICHE CLASSICHE

pak sao
lop sao
colpo con il dorso della mano
colpo basso e colpo con il dorso della mano (sinistro e destro)
pak sao e colpo con il dorso della mano
doppio lop sao e colpo con il dorso della mano
pugno basso e colpo con il dorso della mano, lop sao
jut sao (abbassare la guardia dell'avversario e colpirlo)
colpo basso, colpo con il dorso della mano e calcio
cancello interno e colpo basso con il dorso della mano
calcio interno e colpo diretto

TECNICHE AGGIUNTIVE

l'alto-basso (sinistro e destro)
uno-due

TECNICHE DI COMBINAZIONE

calcio con lo stinco con il pac sao e un pugno diretto
stoccata di dita con colpo al basso addome e pugno diretto
calcio all'indietro e stoccata di dita
finta di calcio, stoccata di dita e colpo diretto

1968 circa

ALLENAMENTO GIORNALIERO

1. stretching e allungamento di gambe
2. potenza di presa
   a. *gripping machine* – 5 serie da 5
   b. presa a tenaglia – 5 serie da 6
   c. presa ad artiglio – 5 serie di quante più ripetizioni possibili
   d. sollevamento dita – tutte
3. bicicletta – 16 chilometri
4. step sulla panca – 3 serie

5. lettura
6. carica mentale – pensa al carattere. Tutto quello che viene!
7. presa di mano costante

ALLENAMENTO NOTTURNO

1. curl a palmo in su
2. curl a palmo in giù
3. *wrist-roller*
4. curl rovesciato
5. squat a un quarto – 5 serie da 5
6. sollevamento polpacci – 5 serie da 5 (o 3 serie da 8)

PUGNO

1. gancio
2. incrociato sinistro
3. stoccata di dita

RESISTENZA

1. jogging
2. salto della corda
3. salire le scale
4. power walking

ESERCIZI PER LA FLESSIBILITÀ/AGILITÀ: PIEDI

1. calci
2. calci a rotazione

TECNICHE

1. chi sao
2. allenamento in coppia
3. mano
4. incontro di allenamento
5. stomaco

CALCIO LATERALE

1. basso – sinistro/destro
2. alto – sinistro/destro

CALCIO DIRETTO

1. basso – sinistro/destro
2. mediano – sinistro/destro

CALCIO A GANCIO (DALLA POSIZIONE DESTRA)

1. alto – sinistro/destro
2. mediano – sinistro/destro

1. dritto/laterale
2. dritto/indietro
3. lato basso/lato alto
4. destro – sinistro
5. sinistro – destro

1. calcio destro diretto (destro e sinistro)
   a. posizione iniziale
   b. mediana
   c. vicino alla fine

CALCIARE SULLA TAVOLA IMBOTTITA APPESA (MAKIWARA PAD)

1. calcio a gancio
   a. basso
   b. medio
   c. alto
2. calcio laterale
   a. basso
   b. medio
   c. alto
3. calcio a rotazione
4. calcio rovesciato
5. calcio in avanti

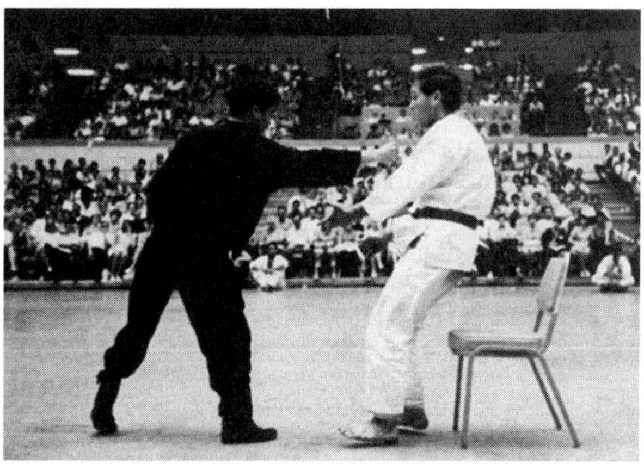

PESTONE INCROCIATO SINISTRO

1. calcio dritto allo stinco
2. pestone allo stinco
3. calcio allo stinco

PUGNI SUL PANNELLO IMBOTTITO (APPESO)

1. diretto
   a. pugno
   b. dita
2. gancio
3. incrociato
4. gancio verso l'alto
5. palmo
6. gomito

ALLENAMENTO SUI PUGNI

1. pugno dritto
   a. lungo
   b. normale
2. colpo con il dorso della mano
3. stoccata di dita

ALLENAMENTO SUL PUGNO PRINCIPALE (COMBINAZIONE)

1. uno-due
2. uno-due e gancio
3. lato destro del corpo – mascella destra – mascella sinistra
4. uno-gancio-incrociato
5. diretto alto/basso

ESERCIZI DI PUGNO

1. pugno dritto con pesi – 3 serie
2. pugno dritto al guantone – 2 serie
3. pugno dritto d'apertura – 2 serie
4. gomitate al guantone – 2 serie
5. ganci al guantone – 3 serie

ESERCITAZIONE DI PUGNO (CON MANUBRI DA 4,5 CHILI)

1. diretto
2. incrociato
3. gancio
4. incrociato sinistro

IL PUGNO DRITTO DESTRO

1. alto e basso
2. lungo e corto

IL PUGNO DRITTO SINISTRO

1. alto e basso
2. lungo e corto

1970-1971 circa

1. stomaco e vita (tutti i giorni)
   a. addominali
   b. piegamenti laterali
   c. sollevamenti di gamba
   d. bandiera
   e. torsione
   f. piegamento all'indietro
2. flessibilità (tutti i giorni)
   a. allungamento in avanti
   b. allungamento indietro
   c. allungamento su un ostacolo
   d. allungamento da seduti
   e. allungamento a scivolo
   f. allungamento con carrucola frontale
   g. allungamento con carrucola laterale
3. allenamento con i pesi (martedì, giovedì, sabato)
   a. *clean and press* – 2 serie da 8
   b. squat – 2 serie da 12
   c. sollevamenti sopra la testa – 2 serie da 8
   d. distensioni su panca piana – 2 serie da 6
   e. *good morning* – 2 serie da 8
   f. curl – 2 serie da 8

oppure

   a. *clean and press* – 4 serie da 6
   b. squat – 4 serie da 6
   c. *good morning* – 4 serie da 6
   d. distensioni su panca piana – 4 serie da 5
   e. curl – 4 serie da 6

4. calci (martedì, giovedì, sabato)
   a. calcio laterale – destra e sinistra
   b. calcio a gancio – destra e sinistra
   c. calcio a rotazione – destra e sinistra
   d. spinta frontale da dietro – destra e sinistra
   e. calcio di tallone – destra e sinistra
5. pugno (lunedì, mercoledì, venerdì)
   a. diretto – sacco veloce, pannello imbottito, sacco alto e basso
   b. incrociato – sacco veloce, pannello imbottito, sacco alto e basso
   c. gancio – sacco veloce, pannello imbottito, sacco alto e basso
   d. incrociato dall'alto verso il basso – pannello imbottito, sacco pesante
   e. combinazione – sacco pesante, sacco veloce alto e basso
   f. allenamento su piattaforma sacco veloce
   g. sacco alto e basso
6. resistenza
   a. corsa (lunedì, mercoledì, venerdì)
   b. bicicletta (martedì, giovedì, sabato)
   c. salto con la corda (martedì, giovedì, sabato)

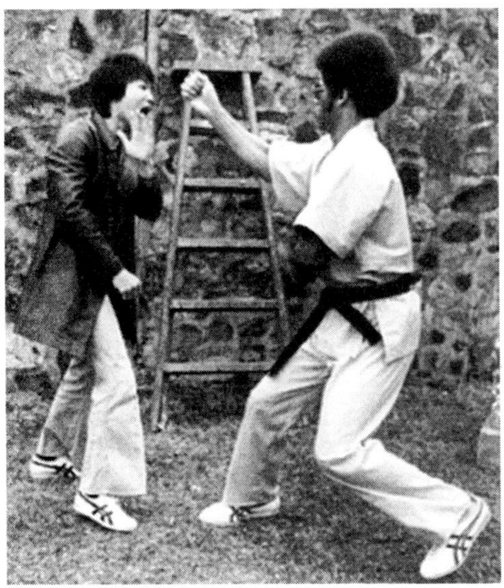

22

ESTRATTI DAI DIARI DI ALLENAMENTO PERSONALI DI BRUCE LEE

> Ci sono persone che possono non crederci, ma ho passato delle ore a perfezionare quello che facevo.
>
> *Bruce Lee*

Durante il 1968, Bruce Lee tenne un diario meticoloso di ogni allenamento svolto e di ogni lezione privata. Questi appunti si sono rivelati delle testimonianze inestimabili del suo impegno giornaliero per uno stile di vita basato sullo sviluppo della salute e del benessere.

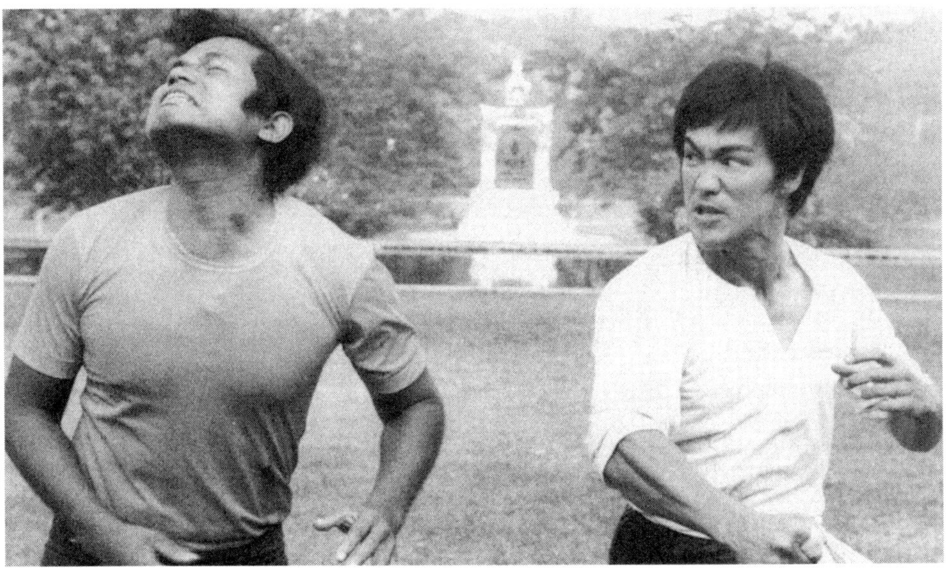

Fortunatamente, Linda Lee Cadwell ha conservato tutti i diari di Bruce, che ci forniscono una specie di macchina del tempo, riportandoci a quando ancora Lee non era diventato una delle personalità più famose del mondo (cosa che era nel 1973), e ci permettono di osservare i metodi di allenamento e il grado di impegno cui si dedicò per diventare un campione di fitness e un maestro nelle arti marziali.

È evidente da questi diari e da una lettera che scrisse all'amico di vecchia data e allievo George Lee, che Lee aveva assunto un «impegno» per il fitness all'inizio del 1968. George Lee doveva aver costruito dei sacchi da pugno di alta qualità per Bruce, il quale li aveva montati sulla recinzione nel retro di casa sua. Bruce ne faceva menzione nella sua lettera a Lee: «I tuoi sacchi da pugno a muro mi hanno decisamente aiutato nel mio allenamento giornaliero. Ho iniziato ad allenarmi la vigilia di Natale – è il mio proposito per il 1968. Adesso mi alleno in media due ore e mezza al giorno, con esercizi di mano, esercizi di gamba, corsa, ginnastica isometrica, esercizi per lo stomaco, incontri di allenamento ed esercizi a mano libera. La tua attrezzatura mi aiuta in tutto il programma. Grazie».

Estratti dai diari giornalieri di Lee dal 1° gennaio al 2 marzo 1968

LUNEDÌ 1° GENNAIO

9.20-9.30
  riscaldamento
9.30-9.49
  corsa
12-12.45
  500 pugni
  300 stoccate di dita
15-15.55
  squat
  stretching per le gambe
  calci a gancio
19.30-19.50
  100 stoccate di dita
  200 pugni
21-21.30
  200 addominali
  100 piegamenti laterali

MARTEDÌ 2 GENNAIO

9.20-9.25
  riscaldamento (vita, gambe, stomaco)
9.27-9.41
  corsa
11.30-12.35
  500 pugni
  400 stoccate di dita
15-15.35
  squat
  30 minuti di pugni al sacco pesante
17.15-17.45
  200 addominali
  180 piegamenti laterali
20.20-20.24
  esercizi isometrici per gli avambracci

MERCOLEDÌ 3 GENNAIO

7-9
  allenamento di gong fu
9-9.15
  riscaldamento (vita, gambe, stomaco)
9.20-9.50
  500 pugni
  15 minuti di salto con la corda
10-10.30
  500 stoccate di dita
11.05-11.15
  corsa
15.05-16
  stretching per le gambe
  calci a gancio
  40 minuti di combinazioni di calci e pugni al sacco pesante

GIOVEDÌ 4 GENNAIO

10.35-10.45
  riscaldamento
11.15-12.20
  500 pugni

12.53-13.07
    corsa
15.05-15.35
    500 pugni
    15 minuti di salto con la corda
22.05-22.53
    200 addominali
    200 piegamenti laterali
    esercizi isometrici per gli avambracci

VENERDÌ 5 GENNAIO

9.25-10.13
    1000 pugni
11
    allenamento di gong fu con Chuck Norris
16.10-17
    stretching per le gambe
20.30
    300 addominali
    200 piegamenti laterali

SABATO 6 GENNAIO

9.10
    riscaldamento
10.40
    500 pugni
    500 stoccate di dita

DOMENICA 7 GENNAIO

10
    500 pugni
    500 stoccate di dita
    stretching per le gambe
21.10-21.55
    300 addominali
    200 piegamenti laterali

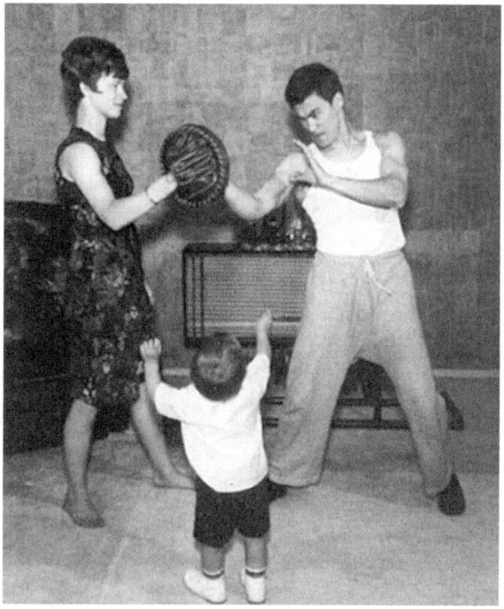

LUNEDÌ 8 GENNAIO

9.35-10.40
1000 pugni
10.50-11.20
corsa con pesi
17.15
300 addominali
200 piegamenti laterali
20.45-21.30
stretching
esercizi isometrici per gli avambracci

MARTEDÌ 9 GENNAIO

10-11
500 pugni
500 stoccate di dita
11.30
esercizi isometrici per gli avambracci
11.45-12.15
200 addominali
100 piegamenti laterali
15.55-16.20
corsa con pesi
22-22.45
15 minuti di salto con la corda
30 minuti di pugni al sacco pesante

MERCOLEDÌ 10 GENNAIO

10-11.10
stretching per le gambe
11.15-12.20
15 minuti di salto con la corda
esercizi isometrici per gli avambracci
300 addominali
200 piegamenti laterali
15.15-15.40
corsa con pesi
17.20-17.45
500 pugni

GIOVEDÌ 11 GENNAIO

10.45-11.25
  15 minuti di salto con la corda
  25 minuti di pugni al sacco pesante
11.55
  esercizi isometrici per gli avambracci e le gambe
12.15-12.35
  500 stoccate di dita
13.45-14.18
  500 pugni
14.45-15
  500 pugni
15.15-15.40
  corsa con pesi
22
  300 addominali
  200 piegamenti laterali

VENERDÌ 12 GENNAIO

9.30-10.50
  stretching per le gambe
  15 minuti di salto con la corda
11-12
  400 addominali
  200 piegamenti laterali
12.15
  esercizi isometrici per gli avambracci e le gambe
14.20
  500 pugni
  450 stoccate di dita
15.20-15.45
  corsa con pesi
20
  2 serie da 10 ripetizioni di squat a una gamba sola
  300 pugni

SABATO 13 GENNAIO

10

1000 pugni
stretching per le gambe
esercizi isometrici per gli avambracci e le gambe

DOMENICA 14 GENNAIO

9.30

500 pugni
15 minuti di salto con la corda
20 minuti di pugni al sacco

22

allenamento di gong fu con Ted Wong

LUNEDÌ 15 GENNAIO

11.45

stretching per le gambe

15.45

200 addominali
200 piegamenti laterali

16.45

corsa
esercizi isometrici per gli avambracci e le gambe
1000 pugni

MARTEDÌ 16 GENNAIO

10

800 pugni

11

500 addominali
200 piegamenti laterali

12

esercizi isometrici per gli avambracci

15.45-16

corsa

16.30

500 pugni
400 stoccate di dita

MERCOLEDÌ 17 GENNAIO

10.55-12.05
stretching
20 minuti di salto con la corda
12.15
200 addominali
200 piegamenti laterali
13.45
400 pugni
400 stoccate di dita
esercizi isometrici per gli avambracci e le gambe
14.40
2 serie da 10 ripetizioni di squat a una gamba sola
15.30-16
corsa

GIOVEDÌ 18 GENNAIO

11-12.40
400 addominali
200 piegamenti laterali
15 minuti di salto con la corda
20 minuti di pugni al sacco
15.20
2 serie da 10 ripetizioni di squat a una gamba sola
esercizi isometrici per gli avambracci
15.45-16.05
corsa
17.30
allenamento di gong fu con Ted Wong

VENERDÌ 19 GENNAIO

11
500 pugni
12-14.30
allenamento di gong fu con Chuck Norris
21
400 addominali
200 piegamenti laterali
esercizi isometrici per gli avambracci

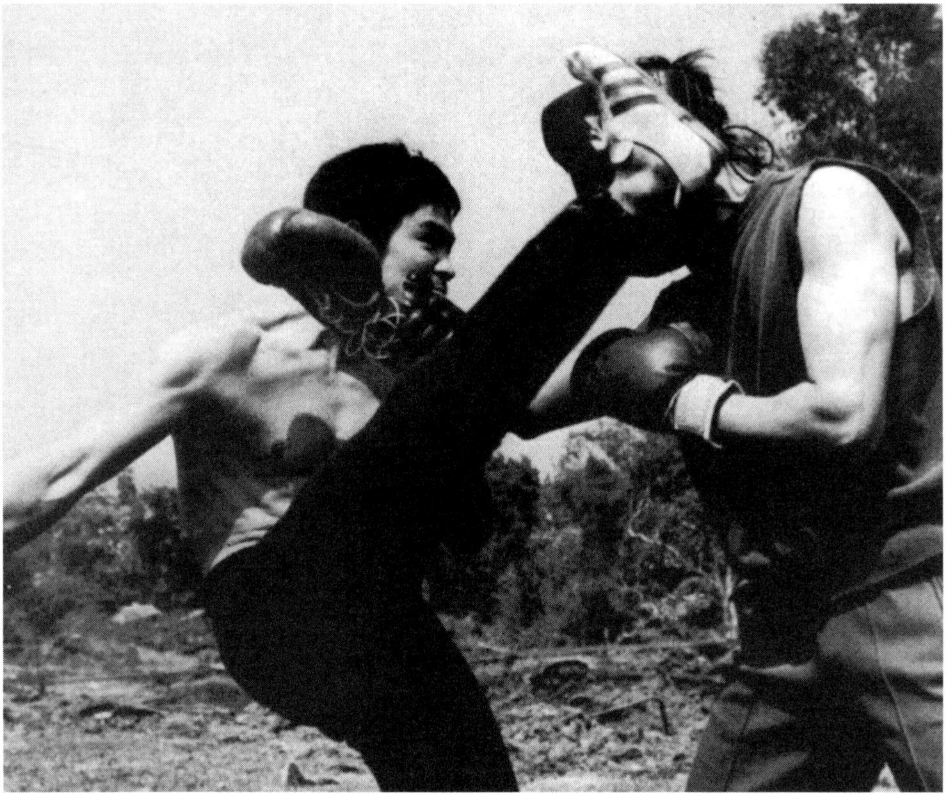

SABATO 20 GENNAIO 1968

15.30-16
  corsa
17
  400 addominali
  400 piegamenti laterali
  esercizi isometrici per gli avambracci e le gambe
  3 serie da 10 ripetizioni di squat a una gamba sola
  3 serie da 8 ripetizioni di flessioni sulle dita
  400 pugni

DOMENICA 21 GENNAIO

10
- corsa
- allenamento di gong fu con Ted Wong
- 20 minuti di pugni al sacco

13.30
- 1000 pugni
- 400 addominali
- 200 piegamenti laterali
- esercizi isometrici per gli avambracci e le gambe

LUNEDÌ 22 GENNAIO

10
- stretching per le gambe
- 400 addominali
- 300 piegamenti laterali

14.45
- 500 pugni

16.05-16.2
- corsa

22
- esercizi isometrici per gli avambracci e le gambe

MARTEDÌ 23 GENNAIO

10
- 500 pugni
- 200 piegamenti laterali
- 15 minuti di salto con la corda

15.40-16.50
- corsa
- 400 addominali
- 300 piegamenti laterali

21
- allenamento di gong fu con Mike Stone

MERCOLEDÌ 24 GENNAIO

8.30
- 1000 pugni

10.40

3 serie da 10 ripetizioni di squat a una gamba sola
300 addominali
200 piegamenti laterali

11.30

stretching per le gambe

14

allenamento di gong fu

GIOVEDÌ 25 GENNAIO

13

corsa
300 addominali
200 piegamenti laterali
3 serie da 10 ripetizioni di squat a una gamba sola
esercizi isometrici per gli avambracci e le gambe

VENERDÌ 26 GENNAIO

9.45

500 pugni

11.10

stretching per le gambe
500 addominali
300 piegamenti laterali

14

esercizi isometrici per gli avambracci e le gambe

15.05-15.40

corsa

SABATO 27 GENNAIO

9.45-10.15

corsa

LUNEDÌ 29 GENNAIO

11

1000 pugni

15

500 addominali
300 piegamenti laterali

16
esercizi isometrici per gli avambracci e le gambe
21.15
stretching per le gambe

MARTEDÌ 30 GENNAIO

11
500 pugni
15.30
350 stoccate di dita
16.15
500 addominali
300 piegamenti laterali
17.30
3 serie da 10 ripetizioni di squat a una gamba sola
esercizi isometrici per gli avambracci e le gambe

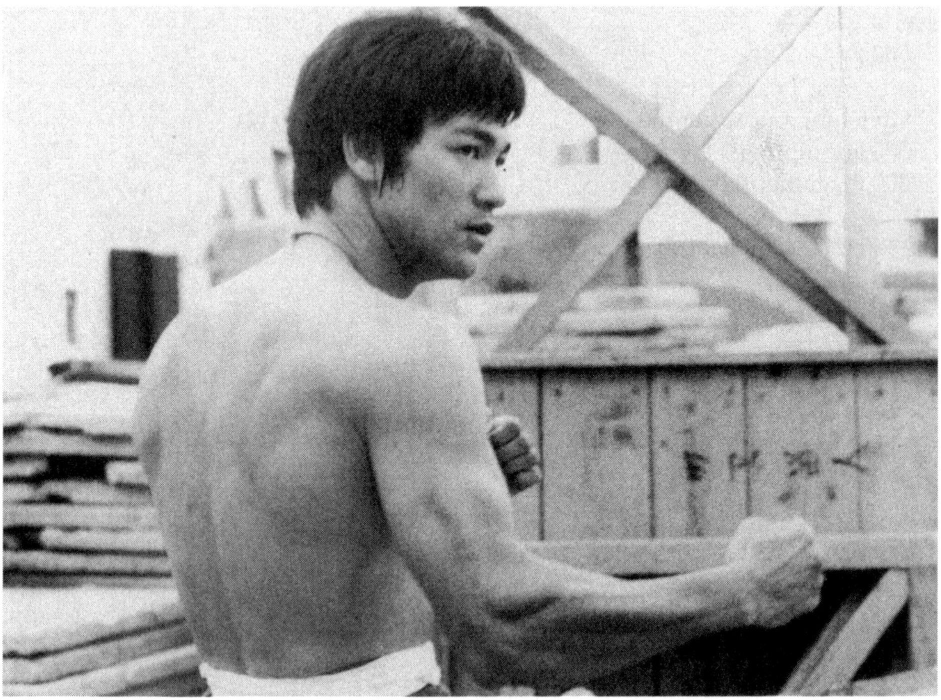

MERCOLEDÌ 31 GENNAIO

15
500 pugni
40 minuti di combinazioni di calci e pugni al sacco pesante
19
allenamento di gong fu con Mike Stone, Chuck Norris e Ted Wong

GIOVEDÌ 1° FEBBRAIO

15
800 pugni
15.50
500 addominali
300 piegamenti laterali
22
3 serie da 10 ripetizioni di squat a una gamba sola
esercizi isometrici per gli avambracci e le gambe

VENERDÌ 2 FEBBRAIO

11
500 addominali
300 piegamenti laterali

SABATO 3 FEBBRAIO

12
500 addominali
300 piegamenti laterali
15.30
30 minuti di combinazioni di calci e pugni al sacco pesante
16.50
400 pugni
21
3 serie da 10 ripetizioni di squat a una gamba sola

DOMENICA 4 FEBBRAIO

11
500 addominali
300 piegamenti laterali
15
850 pugni

LUNEDÌ 5 FEBBRAIO

13
600 pugni
16.30
30 minuti di combinazioni di calci e pugni al sacco pesante
18
500 addominali
300 piegamenti laterali
300 pugni
3 serie da 10 ripetizioni di squat a una gamba sola

MARTEDÌ 6 FEBBRAIO

1000 pugni
500 addominali
300 piegamenti laterali

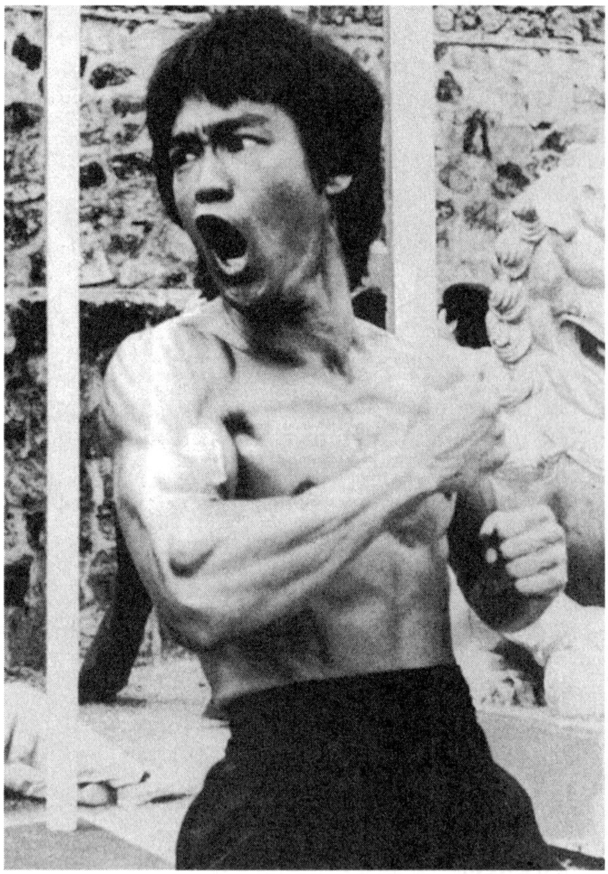

MERCOLEDÌ 7 FEBBRAIO

14
1000 pugni
15
500 addominali
300 piegamenti laterali

LUNEDÌ 19 FEBBRAIO

500 pugni

MERCOLEDÌ 21 FEBBRAIO

800 pugni
allenamento di gong fu con Mike Stone e Chuck Norris

GIOVEDÌ 22 FEBBRAIO

1000 pugni

VENERDÌ 23 FEBBRAIO

1000 pugni

DOMENICA 25 FEBBRAIO

700 pugni

LUNEDÌ 26 FEBBRAIO

800 pugni

MARTEDÌ 27 FEBBRAIO

700 pugni

MERCOLEDÌ 28 FEBBRAIO

1000 pugni

GIOVEDÌ 29 FEBBRAIO

1000 pugni

SABATO 2 MARZO

500 pugni
allenamento di gong fu con Chuck Norris

23
COMPENDIO DEI PROGRAMMI DI ALLENAMENTO DI BRUCE LEE

> Usate le vostre idee per creare nuovi modi di migliorare il funzionamento del corpo nel gong fu – al diavolo le opinioni e i metodi convenzionali.
>
> *Bruce Lee*

I livelli di attività già considerevoli di Lee raddoppiarono quando si trasferì a Hong Kong con la famiglia nel 1971. All'arrivo pesava fra i 61 e i 63 chili; quando finì di girare *I tre dell'operazione Drago* ne pesava 56. Alcuni hanno tentato di trovare delle correlazioni fra la sua perdita di peso e la sua morte, ma questo non ha fondamento. Il fatto è che Lee perse fra i 4,5 e i 6,5 chili in un periodo di due anni, e in questi anni visse in un clima straordinariamente umido come quello di Hong Kong e aumentò significativamente le sue attività – per esempio, inscenò decine di scene di combattimento per i film che girò fra il 1971 e il 1973 e curò la coreografia di centinaia di «riprese» prima di scegliere quale scene fossero utilizzabili.

Le molteplici riprese e le coreografie di scene di combattimento sarebbero state da sole l'equivalente (almeno) di diverse sessioni al giorno di quelle che al giorno d'oggi sono note come karate-aerobica e boxe-out e di altre attività cardiovascolari e che bruciano grassi. Lee correva anche 3 chilometri al giorno nell'umidità di Hong Kong, sette giorni alla settimana, con la pioggia o con il sole. E seguiva anche il suo consueto allenamento jeet kune do, che come disse al giornalista americano Alex Ben Block nell'agosto 1972, richiedeva «circa due ore al giorno» oltre a «esercizi speciali con i pesi». Un livello così crescente di attività non poteva che portare a una perdita di peso – anche solo per via della perdita d'acqua. Infatti, una perdita di peso di questo tipo è comune fra i superatleti in vari sport, anche se poco nota. Come gli autori Gabe Mirkin e Marshall Hoffman scrivono nel loro *The Sportsmedicine Book*:

> In un giorno caldo, il lanciatore di Philadelphia Larry Christenson e la star del calcio Kyle Rote Jr. possono perdere fino a 5,5 chili; il giocatore di tennis Butch Buchholz 4,5 chili; le stelle del basket Calvin Murphy e Paul Silas rispettivamente 2,2 e

7,7 chili. Nelle prove olimpiche di maratona del 1968, Ron Daws perse 4 chili, ovvero il 6 per cento del suo peso corporeo, malgrado avesse bevuto liquidi ogni 3 chilometri. La maggior parte di questa perdita di peso è imputabile al sudore.

In confronto la perdita di peso di Lee in un periodo di due anni non sembra impressionante, in particolare perché era fisicamente attivo tanto quanto, se non di più, questi atleti.

Si potrebbe essere tentati dal domandare: «Questa attività non potrebbe portare velocemente a un sovra-allenamento?». Infatti questa fu la domanda posta a Lee dal suo allievo Bob Bremer nel 1970. La risposta di Lee fu: «Preferisco essere sovra-allenato che sotto-allenato». È importante contestualizzare la risposta di Lee. Non stava parlando dell'allenamento con i pesi di per sé, dato che ne conosceva gli effetti strutturali di prosciugamento e raccomandava di svolgerlo solo ogni due giorni; quello a cui si riferivano Lee e Bremer era l'allenamento tecnico o di arti marziali di Lee e il suo allenamento cardiovascolare e sulla flessibilità. E questi dovrebbero essere svolti tutti quotidianamente da atleti che desiderano diventare più efficienti nella loro disciplina. Nelle arti marziali sono necessarie centinaia di migliaia di ripetizioni di un pugno o di un calcio in modo da costruire i percorsi neuro-muscolari necessari per sviluppare una piena abilità nell'esecuzione di queste tecniche, in modo efficiente e come riflesso. Al contrario della boxe, il jeet kune do – l'arte marziale di Lee – include molte più tecniche da perfezionare rispetto alle quattro (diretto, incrociato, montante e gancio) della boxe. Infatti, nei suoi appunti *Commentaries on The Martial Way*, alla voce «Arsenale di armi del jeet kune do» Lee elenca le seguenti 127 tecniche:

- 10 diversi calci laterali
- 4 diversi calci diretti
- 1 calcio all'inguine
- 2 calci verso l'alto
- 1 calcio diretto con passo all'indietro
- 11 calci a gancio
- 3 calci bassi
- 5 calci rotanti all'indietro
- 5 calci con il tallone (eseguiti sia a gamba tesa sia piegata)
- 8 calci diretti rovesciati
- 1 stoccata di dita con la mano destra
- 10 colpi con la mano destra
- 6 ganci destri
- 5 sinistri incrociati
- 4 colpi con il palmo della mano

- 4 spostamenti di un quarto con la destra
- 2 montanti
- 3 colpi ai punti perno
- 13 colpi di gomito
- 4 ginocchiate
- 4 testate
- 2 lanci a gancio (uno con il trascinamento del braccio, l'altro senza)
- 2 calci bassi con il piede sinistro (uno dalla posizione destra, l'altro da sinistra)
- 2 calci bassi con il piede destro (uno dalla posizione sinistra, l'altro dalla destra)
- 2 contrattacchi (uno dalla posizione destra, l'altro dalla sinistra)
- 2 parate e sgambetti (uno da in piedi, l'altro da sdraiato)
- 1 parata a due gambe (che finisce in un rovesciamento con le due gambe e la schiena)
- 2 blocchi esterni sotto le ascelle (uno dalla posizione sinistra, l'altro da destra)
- 2 blocchi di polso (uno a polso incrociato, l'altro con il gomito)
- 1 blocco con il braccio incrociato (dopo un lancio a gancio)
- 1 blocco con il polso rovesciato (che finisce in una presa di entrambe le braccia)
- 3 soffocamenti
- 1 tirata di capelli (per il controllo corpo a corpo)
- 1 pestone (per far male nel corpo a corpo)
- 1 tirata d'orecchie (per il controllo nel corpo a corpo)
- 1 presa di inguine

Queste tecniche rappresentano bene quello che Lee praticava e studiava nel 1970; alcune furono poi scartate, altre rimasero, e altre ancora sarebbero state esaminate durante i successivi tre anni della sua vita. Ora immaginate come sia possibile raggiungere abilità in tutte queste tecniche con un sotto-allenamento.

Come abbiamo visto, Lee passò migliaia – se non centinaia di migliaia – di ore a fare ricerca e provare nuovi programmi di allenamento, teorie, sistemi e metodi. I capisaldi del credo di allenamento di Lee erano la sperimentazione e il rifiuto di diventare schiavo dell'approccio di chiunque. Lee credeva che nel momento in cui uno si ferma a un modo di fare le cose, si perda il potenziale per il vero apprendimento, per la crescita e per lo sviluppo. Quindi Lee impiegò e sperimentò molti metodi di allenamento diversi nel corso della vita. Per fortuna trascrisse anche molti dei programmi di allenamento che stava impiegando in vari momenti della sua carriera di arti marziali. Se prestiamo la stessa attenzione che prestava Lee nell'analizzarli, cioè come differenti approcci o indicazioni per aiutarci a trovare la direzione del nostro miglioramento personale e di consapevolezza corporea, allora ci possono offrire molti benefici nel campo della forza, coordinazione, agilità, velocità e fitness totale. Quelli che seguono sono tutti i programmi di allenamento – sia di arti marziali sia di allenamenti supplementari – che Bruce Lee pensò di trascrivere durante la sua vita.

Fondamentali e flessibilità

ESERCIZI FONDAMENTALI

1. a seconda del bisogno
2. le basi sono la flessibilità e l'agilità
3. non dobbiamo strapparci!
4. corsa
5. allenamento a vuoto

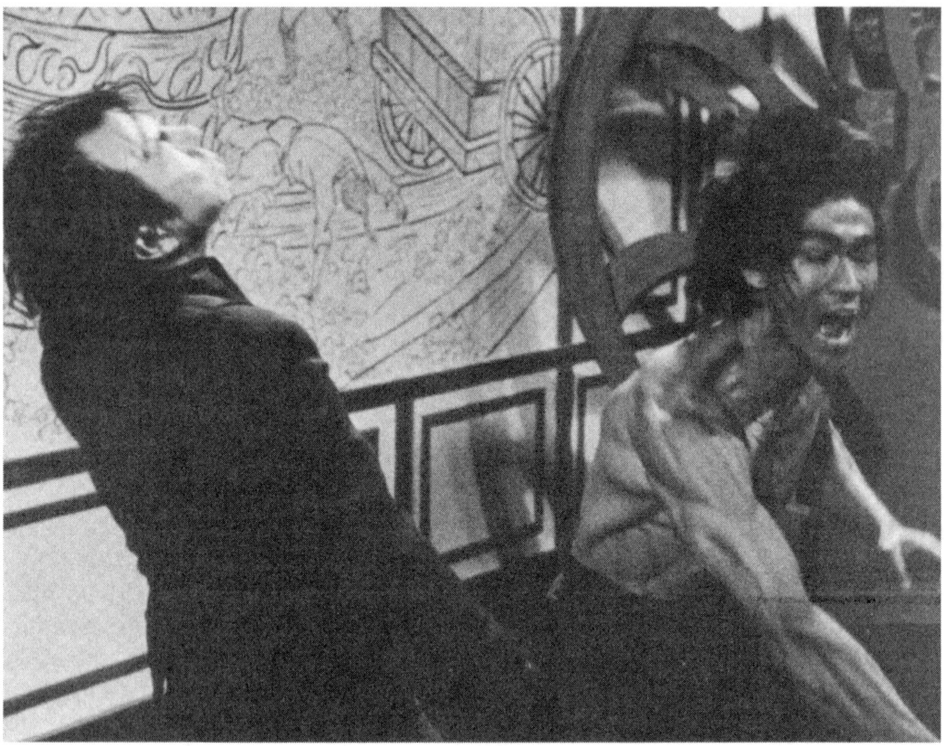

PROGRAMMA DI FLESSIBILITÀ 1

1. calcio alto e allungamento posteriore
2. sollevamento laterale della gamba
3. piegamento in avanti
4. toccarsi i gomiti
5. torsione della vita
6. spaccate alternate su una sedia
7. allungamento della gamba (dritto, laterale)
8. piegamenti da seduto
9. stretching

PROGRAMMA DI FLESSIBILITÀ 2

1. allungamento della gamba (dritto e laterale)
2. piegamento in avanti
3. piegamento all'indietro (*roman chair*)
4. allungamento dell'inguine

Programmi di coordinazione e precisione

PROGRAMMA PER IL SACCO ALTO E BASSO

1. diretto destro
2. incrociato sinistro
3. gancio destro
4. sinistro dall'alto verso il basso
5. combinazione
6. sacco veloce in combinazione – a scalare

PROGRAMMA FOCALIZZATO SUI GUANTONI

1. destro (dalla posizione iniziale)
2. diretto destro
3. incrociato sinistro
4. montante destro
5. incrociato sinistro
6. gancio destro al corpo
7. incrociato sinistro
8. incrociato destro
9. transizione
10. incrociato sinistro basso

11. gancio alto sinistro
12. gancio destro al corpo
13. gancio destro alto
14. sinistro incrociato dall'alto verso il basso

Programmi di resistenza/agilità

PROGRAMMA DI RESISTENZA/AGILITÀ

1. 3 serie da 20 ripetizioni di spaccate alternate
2. 3 serie da 10 ripetizioni di squat con salto

AGILITÀ/RESISTENZA

1. squat con salto
2. spaccata alternata
3. salto con la corda e gioco di gambe
4. combinazione pugno e calcio (tecniche, velocità e potenza)
5. allenamento per lo stomaco
   a. addominali con gamba piegata
   b. sollevamenti della gamba
   c. torsioni laterali
   d. calci a rana
   e. stretta isometrica

Esercizi di resistenza

1. corsa
2. combattimento a vuoto
3. bicicletta

Esercizi di ginnastica

GINNASTICA MATTUTINA

1. allungamento a gamba dritta
2. addominali
3. allungamento laterale
4. sollevamenti di gambe

5. piegamenti laterali
6. allungamento su un ostacolo
7. bandiera
8. allungamento da seduto
9. torsione
10. allungamento dei tendini
11. piegamenti di schiena

Programmi di base per il benessere

1. spaccate alternate
2. flessioni
3. corsa sul posto
4. rotazione delle spalle
5. calci alti
6. piegamenti a fondo di ginocchio
7. calci laterali sollevati
8. addominali (torsione)
9. torsioni alla vita
10. sollevamenti di gambe
11. piegamenti in avanti

BENESSERE GENERALE

1. stomaco e vita – addominali, sollevamento delle gambe, torsioni
2. resistenza – corsa, salto con la corda, saltelli
3. presa e avambraccio – *gripping machine*, curl rovesciato, curl di polso con presa dal basso verso l'alto, curl di polso con presa dall'alto in basso

SEQUENZA 1

1. benessere di base
2. calci
3. pugni
4. forme
5. ginnastica isometrica
6. resistenza
7. presa e avambraccio

SEQUENZA 2

1. spaccate alternate (agilità, gamba, resistenza)
2. torsioni della vita (obliqui esterni)
3. corsa sul posto (agilità, resistenza, gamba)
4. rotazione delle spalle (flessibilità)
5. calci in alto (flessibilità)
6. calci laterali sollevati (flessibilità)
7. allungamenti delle gambe (dritto/laterale) – torsione della vita
8. addominali (rectus abdominis superiore)

Programma di benessere dell'Istituto Jun fan gong fu

1. spaccate alternate
2. torsioni alla vita (3 volte per lato)
3. corsa sul posto
4. rotazione delle spalle
5. calci in alto (ginocchio teso e bloccato)
6. calci laterali sollevati
7. addominali con il ginocchio piegato
8. torsioni della vita (una volta per lato)
9. sollevamenti di gambe

Programma di riscaldamento della Chinatown School 1

1. spaccate alternate e cerchi con le spalle – 2 serie
2. corsa sul posto e torsione della vita – 2 serie
3. addominali con ginocchio piegato e rotazione delle spalle (doppia/singola) – 2 serie
4. sollevamenti della gamba contando fino a 4 ed esercizi di respirazione – 2 serie
5. sollevamenti alternati di gambe con tocco ed esercizi di respirazione – 2 serie
6. calci alti dritti e sollevamenti di gamba laterali – 2 serie
7. squat con salto ed esercizi di respirazione – 2 serie

Programma di riscaldamento della Chinatown School 2

1. spaccate alternate – 2 serie
2. cerchi con le spalle – 2 serie
3. corsa sul posto – 2 serie
4. torsione della vita – 2 serie
5. calci alti dritti – 2 serie
6. rotazione delle spalle – 2 serie (doppie e singole)
7. sollevamenti laterali della gamba – 2 serie
8. esercizi di respirazione – 2 serie
9. squat con salto – 2 serie
10. esercizi di respirazione – 2 serie
11. sollevamenti di gambe contando fino a 4 – 2 serie
12. esercizi di respirazione – 2 serie
13. addominali con le ginocchia piegate – 2 serie
14. esercizi di respirazione – 2 serie
15. squat con salto – 2 serie
16. esercizi di stretching – 2 serie

Programma di ginnastica dell'Istituto Jun fan gong fu

1. stomaco
   a. addominali (mano sulla fronte; dietro la testa; braccia in aria)
   b. sollevamento
   c. sollevamento completo della gamba
2. flessioni
   a. a braccia larghe
3. squat
4. schiena
   a. sollevamento dorsale
5. salta e raggiungi
   a. salto raggruppato
   b. salto avanti teso
   c. salto ventrale
6. esercizi per il tronco sdraiati su un lato
   a. ginocchia piegate
   b. due gambe tese
   c. incrociato singolo
   d. incrociato doppio

7. calci (tutte le direzioni)
   a. dritto
   b. laterale
   c. all'indietro
   d. allungamento dell'inguine
   e. sollevamento del ginocchio
   f. controllato (movimento lento)
8. allungamento per flessibilità
   a. gamba
9. step
10. salto della corda

Esercizi di benessere di base

ESERCIZI PER LA CONDIZIONE GENERALE

1. spaccate alternate
2. corsa sul posto
3. squat con salto
4. esercizi di stretching
5. salto della corda
6. flessioni

VITA

1. torsioni della vita con bastone
2. piegamenti laterali
3. avanti e indietro

STOMACO

1. addominali
2. sollevamenti delle gambe
3. addominali alla sbarra

SPALLE

1. rotazione
2. cerchi e oscillazioni
3. sollevamenti alternati

1. spaccate alternate
2. cerchi con le spalle
3. corsa sul posto
4. respiro rallentato
5. calcio alto
6. sollevamenti di gambe

Programmi di potenza / velocità

1. pugni ai sacchi pesante e leggero
2. allenamento di ginnastica isometrica
3. squat
4. allungamenti in panca piana

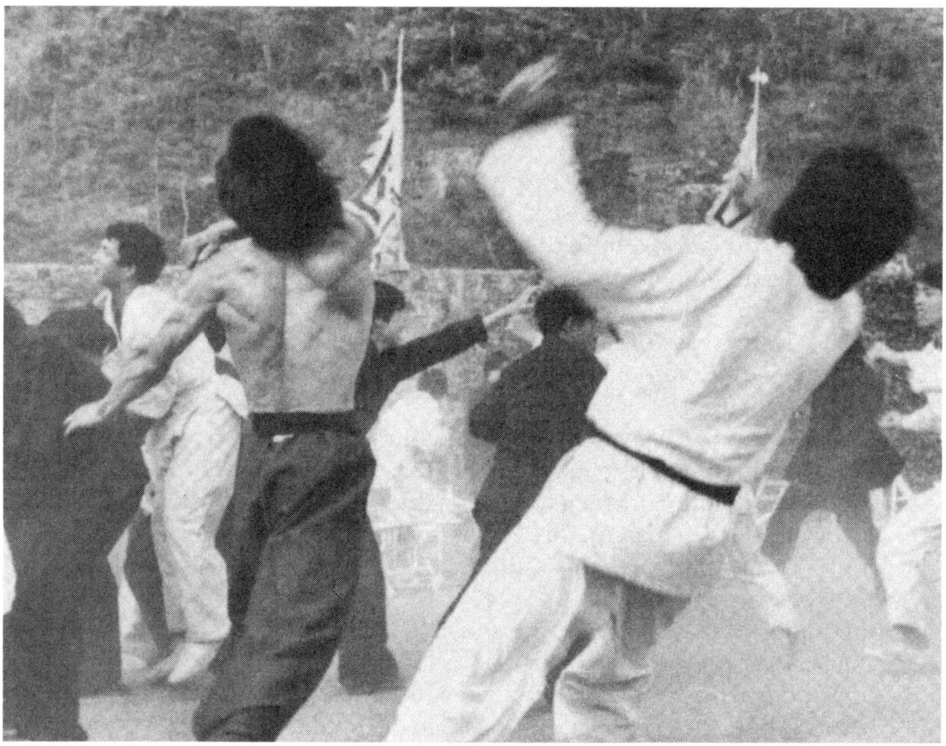

Programma di ginnastica isometrica

GLI OTTO ESERCIZI ISOMETRICI DI BASE

1. spinta bloccata
2. spinta d'inizio
3. sulle punte
4. tirare
5. piegamento parallelo
6. scrollata di spalle
7. sollevamento a peso morto
8. piegamento a un quarto

Uno dei programmi di Lee di pugni al sacco pesante

Passa 1-2 due minuti per esercizio. Esercitati solo su 2 o 3 esercizi a notte (nei giorni delle «mani»). Fai sempre l'esercizio 1 più un altro esercizio o altri 2.

1. diretto o doppio diretto
2. diretto destro (basso) e gancio sinistro o diretto destro
3. diretto destro (interno) e gancio sinistro (esterno)
4. diretto destro e colpo destro con il palmo della mano
5. diretto destro (esterno), diretto destro interno e gancio sinistro (basso)
6. diretto destro (alto) e diretto destro o gancio
7. diretto destro (alto), diretto destro (basso) e gancio sinistro (basso)
8. diretto destro (alto) e incrociato sinistro (alto) o gancio sinistro
9. diretto destro (alto) e incrociato sinistro (basso)
10. diretto destro (basso), gancio destro (alto) e incrociato sinistro (alto)
11. diretto destro (esterno alto), incrociato sinistro/gancio (interno alto) e gancio destro (basso)
12. diretto destro (alto), incrociato sinistro (alto) e gancio destro (alto)
13. diretto destro (alto), incrociato sinistro (basso) e gancio destro (alto)
14. diretto destro (alto), incrociato sinistro (basso) e gancio sinistro
15. incrociato sinistro (basso), diretto destro (basso) e gancio sinistro (alto)
16. diretto destro (basso), gancio/diretto destro (alto) e gancio sinistro/incrociato (basso)
17. diretto destro (basso), incrociato sinistro (alto), gancio destro (alto) e gancio sinistro (basso)
18. diretto destro (alto), incrociato/gancio sinistro (alto), gancio destro (alto), incrociato sinistro/gancio (alto) e gancio destro (basso)

19. diretto destro (alto/interno), diretto destro (alto/centrale), gancio destro (alto/esterno) e incrociato sinistro/gancio (basso)
20. diretto destro (basso), gancio destro (alto), incrociato sinistro (basso) e gancio destro (alto)
21. diretto destro (alto), gancio destro (alto), incrociato sinistro (alto) e gancio destro (basso)
22. diretto destro (alto), diretto destro (medio), gancio destro (alto) e gancio/incrociato sinistro (basso interno)
23. diretto destro (basso), gancio destro (alto), diretto destro (basso) e incrociato/gancio sinistro (alto)
24. finta sinistra (non colpire) e colpisci con il destro (alto e basso)
25. finta sinistra (basso) e gancio sinistro (alto)
26. diretto destro (centrale), gancio/incrociato sinistro (interno/alto) e gancio destro (alto)

Opportunità di tutti i giorni per gli esercizi

1. Fate una passeggiata appena potete, come parcheggiare la macchina a qualche isolato da casa.
2. Evitate di prendere l'ascensore; usate le scale.
3. Coltivate la vostra quiete vigile immaginando un avversario che vi attacca mentre siete seduti, in piedi, sdraiati e contrattaccate con varie mosse (le mosse semplici sono le migliori).
4. Allenate il vostro equilibrio stando su un piede solo mentre vi vestite o vi mettete le scarpe – o semplicemente mettetevi su un piede solo quando volete.

24

PROGRAMMI DI ALLENAMENTO STUDIATI DA BRUCE LEE PER I SUOI ALLIEVI

Una comune idea sbagliata che è perdurata negli anni è che Bruce Lee studiasse programmi diversi e specifici per ognuno dei suoi allievi. Questa pratica non solo sarebbe stata estremamente dispendiosa dal punto di vista del tempo (e incompatibile con il programma pieno di Lee), ma anche non necessaria, dato che la ricerca di Lee nel campo della fisiologia umana dimostrò che condividiamo tutti una fisiologia comune e, di conseguenza, abbiamo tutti una risposta simile allo stimolo dell'esercizio.

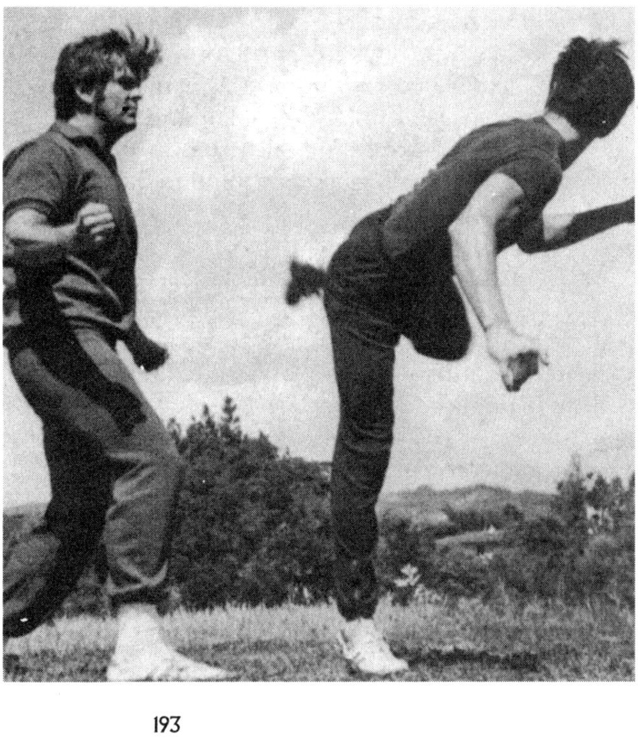

Gli appunti stessi di Lee aiutano a fugare questa idea. In alcuni casi, metteva tre o più nomi di allievi e, sulla stessa pagina prescriveva loro lo stesso programma di allenamento per sviluppare la potenza, la flessibilità, il bodybuilding e lo sviluppo degli avambracci. Perché? Di nuovo, perché capì che lo stimolo che risultava in risposta a un pugno più potente, un avambraccio più forte e un aumento della flessibilità o della forza era universale – applicabile in sé a qualsiasi suo allievo.

I programmi di tecniche di arti marziali e il relativo programma di allenamento supplementare erano quasi identici dal super-atleta Kareem Abdul-Jabbar, al campione mondiale di arti marziali Joe Lewis, agli allievi di Lee Daniel Lee, Pete Jacobs, Bob Bremer, Jerry Poteet e Steve Golden.

Mentre è vero che Lee osservava ciascun allievo individualmente per capire in che aree essi richiedessero miglioramenti maggiori (e poi prescriveva loro l'appropriato allenamento supplementare), il suo antidoto per le mancanze specifiche di ciascuno nelle arti marziali o nella forma proveniva dalla stessa fonte – cioè, gli stessi programmi supplementari che Lee compilava e che, in molti casi, seguiva egli stesso. Questo capitolo presenta diversi programmi di allenamento che Lee curò per i suoi allievi e indica i fondamentali aspetti fisici e di definizione che ciascun programma aiutava a sviluppare.

Programma di allenamento di kickboxing

1. jogging alternando sprint e camminata veloce
2. condizione tecnica
   a. kickboxing allo specchio: 3 round da 3 minuti
   b. salto con la corda: 3 round da 5 minuti
   c. sacco pesante: 4 round da 3 minuti
   d. sacco leggero: 4 round da 3 minuti
   e. kickboxing allo specchio: 3 round da 3 minuti

Programma di base per la potenza globale

1. spinta bloccata
2. spinta d'inizio
3. sulle punte
4. tirare
5. piegamento parallelo
6. scrollata di spalle
7. sollevamento a peso morto
8. piegamento a un quarto

1. ginnastica isometrica
   a. spinta bloccata
   b. spinta d'inizio
   c. sulle punte
   d. tirare
   e. piegamento parallelo
   f. scrollata di spalle
   g. sollevamento a peso morto
   h. piegamento a un quarto

2. heavy squat
   Fate tre respiri profondi – mettete tutta l'aria possibile dentro i polmoni. Tenete il terzo respiro e chinatevi. Tornate su nel modo più rigido e veloce possibile. Espirate con forza quando siete quasi in piedi. Usate un carico molto pesante e ripetete per 12-20 volte.

PUGNI

1. pugno dritto – tutte e tre le distanze
2. pugno con il braccio piegato – tutte e tre le distanze

CALCI

1. calcio dritto – tutte e tre le distanze
2. calcio a gancio – tutte e tre le distanze
3. calcio laterale – tutte e tre le distanze

Esercizi supplementari per la flessibilità

1. piegamento in avanti
2. divaricamento
3. calcio alto
4. sollevamento laterale della gamba
5. tocco dei gomiti
6. rotazione dei polsi
7. spaccate alternate su una sedia
8. piegamenti da seduti
9. allungamento della gamba – dritto, laterale
10. posizione a ponte inarcato

Programma di allenamento di bodybuilding

1. squat
2. distensione su panca piana
3. sollevamento sopra la testa
4. stacchi da terra
5. curl a due braccia

Allenamento per l'avambraccio / la presa

Eseguite i seguenti esercizi con una completa estensione e contrazione mantenendo in ogni momento una presa salda sulla sbarra. Per risultati migliori, ispessite la sbarra arrotolando qualcosa intorno a essa; soprattutto non barate mai sugli esercizi – usate la quantità di peso che siete in grado di alzare evitando sofferenze non necessarie.

1. curl rovesciato – 3 serie da 10
2. curl con presa dall'alto verso il basso – 3 serie da 10
3. curl con la presa dal basso verso l'alto – 3 serie da 10
4. rotazioni del polso – 3 serie una volta verso l'alto e una verso il basso
5. torsione della sbarra a leva – 3 serie da 10

1. curl rovesciato – 3 serie da 10
2. curl con il flessore del polso (bilanciere o manubrio) – 3 serie da 10
3. curl con l'estensore del polso (bilanciere o manubrio) - 3 serie da 10
4. rotazioni del polso – quante volete

1. presa rovesciata – 3 serie da 10
2. presa dall'alto verso il basso – 3 serie da 10
3. presa dal basso verso l'alto – 3 serie da 10
4. rotazione del polso – 1 serie verso l'alto e l'altra verso il basso
5. torsione della barra a leva – 3 serie da 8

Il programma del risveglio

Ogni giorno prima di uscire dal letto fai:

1. allungamento completo del corpo – 5 volte, mantenendo ogni allungamento 3 secondi e riposandoti 2 secondi
2. inarca la schiena – 5 volte
3. tendi le gambe – 12 volte, 3 secondi in tensione e 2 secondi di pausa
4. tensione degli addominali – 10 volte, 3 secondi di tensione, 2 secondi di pausa
5. addominali, toccati le dita dei piedi – 5 volte
6. sollevamenti con la gamba piegata – 5 volte

Calci e pugni

LUNEDÌ, MERCOLEDÌ, VENERDÌ

calci – allenamento sulla flessibilità

1. allungamento frontale della gamba – 3 serie da 12
2. allungamento laterale della gamba – 3 serie da 12
3. calci alti frontali – 3 serie da 12
4. sollevamenti laterali della gamba – 4 serie da 12

allenamento di potenza

1. spinta calcio frontale – 3 serie da 12
2. calcio secco laterale – 3 serie da 12
3. calcio frontale con il tallone – 3 serie da 12
4. calcio a gancio – 2 serie da 12

pugni

1. frontali – 4 serie da 20
2. posizione destra – 3 serie da 20
3. pugno destro d'entrata – 3 serie da 20
4. pugni al sacco – 3 serie da 20
5. pugni di destro e sinistro – 2 serie da 20 (posizione destra e sinistra)

MARTEDÌ, GIOVEDÌ, SABATO

Esercizi per gli addominali

1. torsione della vita – 4 serie da 100
2. addominali con torsione – 4 serie da 15

25
DATI SUL FISICO DI BRUCE LEE

Altezza: 170 cm
Girovita: alto 76 cm; basso 66 cm

Misurazioni (basate su un peso di 63 chilogrammi del 1965)

PARTI DEL CORPO

petto (prima): rilassato 99 cm; espanso 102 cm
petto (dopo): rilassato 109 cm; espanso 112 cm
collo (prima): 38,7 cm
collo (dopo): 39,2 cm
bicipite Sinistro (prima): 33 cm
bicipite Sinistro (dopo): 34,8 cm
bicipite destro (prima): 34,2 cm
bicipite destro (dopo): 36,1 cm
avambraccio sinistro (prima): 27,9 cm
avambraccio sinistro (dopo): 29,7 cm
avambraccio destro (prima): 29,7 cm
avambraccio destro (dopo): 31 cm
coscia sinistra (prima): 53,3 cm
coscia sinistra (dopo): 57 cm
coscia destra (prima): 53,9 cm
coscia destra (dopo): 57 cm
polpaccio sinistro (prima): 31 cm
polpaccio sinistro (dopo): 32,5 cm
polpaccio destro (prima): 31,6 cm
polpaccio destro (dopo): 33 cm

26

LA «MUSCLE MACHINE» DI BRUCE LEE: IL RITORNO DELLA MARCY CIRCUIT TRAINER

Bruce Lee usò la sua macchina per esercizi Marcy Circuit Trainer fino al giorno della sua morte – il 20 luglio 1973. Dopo la sua morte, la vedova di Bruce, Linda Lee Cadwell, capendo che sarebbe stato inutile, difficile e costoso spostare la macchina da Hong Kong per farla tornare in California, la donò alla scuola media di Bruce, La Salle College a Kowloon. E così la Marcy Circuit Trainer rimase al La Salle College fino al 1995.

Mentre stavo svolgendo le ricerche per questo libro, contattai il La Salle College, sperando che Linda avesse anche donato loro uno dei programmi di Bruce per la macchina che avrebbero potuto condividere con me. Almeno speravo che potessero fare una foto della macchina che potessi includere nel libro. Il 1° maggio del 1995, frate Patrick rispose: «Temo che non potremo esserle di molto aiuto nella sua ricerca di materiali di Bruce Lee. È vero, la sua Circuit Trainer fu lasciata alla nostra scuola elementare, ma è stata smontata qualche anno fa per fare spazio a una ristrutturazione. Le parti smontate sono tenute in un magazzino qui al La Salle College... Se dovesse servirle, telefoni o mandi pure un fax».

L'ultima affermazione di frate Patrick sembrava un invito a un fax successivo. In più, il pensiero che un oggetto così significativo del lascito di Lee fosse rimasto smontato in un magazzino per anni non mi andava giù. Scrissi a frate Patrick informandolo che mi dispiaceva che la macchina per esercizi di Bruce fosse stata smontata. «Se intende rimontarla entro un breve periodo» gli scrissi «sarebbe possibile averne una foto? Oppure, se pensate di fare più spazio nel vostro magazzino e desiderate venderla, tenetemi presente, perché sarei interessato ad acquistarla.»

Poi arrivò la sorpresa di una vita. Arrivai a casa una sera tardi e trovai un fax di risposta di frate Patrick: «Malgrado i miei migliori sforzi non sono stato in grado di trovare foto o statistiche di Bruce... Ora per quanto riguarda la Training

Machine, che è stata smontata, ci piacerebbe se la prendesse e non c'è bisogno di alcun pagamento. È un peccato vederla arrugginire nel magazzino. Mi sappia dire se posso esserle d'aiuto ulteriore».

La sua risposta mi lasciò di stucco – e felicissimo! Immediatamente chiamai Linda Lee Cadwell per farle sapere che, dopo ventidue anni, la macchina per esercizi di Bruce stava tornando a casa! Sapevo che Linda sarebbe stata contenta quanto me per la notizia. Pensavo anche di farle sapere che, anche se il La Salle College mi aveva donato la macchina, mi rendevo conto che il vero padrone era stato suo marito, e anche se Linda l'aveva donata nel 1973, se l'avesse rivoluta, mi sarei sentito in obbligo di ridargliela.

Linda era molto interessata alla notizia. Mi chiese solo una cosa: «Stai pensando di venderla, John?». «No» le risposi molto sinceramente «voglio restaurarla, allenarmi e un giorno lasciarla ai miei bambini.» La mia risposta le piacque. «Bene, in questo caso allora perché non la tieni con te?» disse Linda. Ero entusiasta. A questo punto non avevo davvero idea di quanto la macchina potesse essersi deteriorata (e se si fosse deteriorata), né quanto lavoro ci sarebbe voluto per rimetterla a nuovo. E c'era anche il non piccolo problema di trovare il modo di pagare la spedizione via nave della macchina. Come qualsiasi romanziere è in grado di dirvi, a meno che vi capiti di chiamarvi John Grisham, coi pochi soldi che uno scrittore di solito prende, si decide molto prima, e io di sicuro non ne avevo in più.

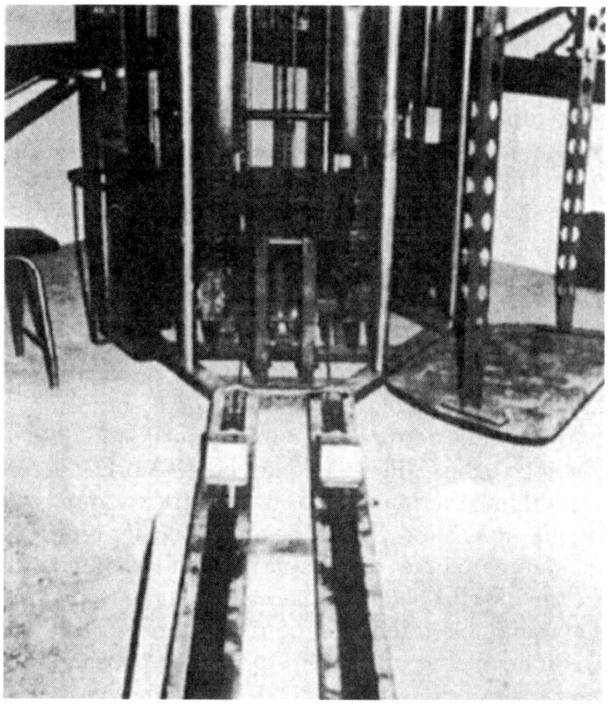

Valutai questo problema per molte settimane. In quel periodo, ricevetti una telefonata da mia sorella Jane Loftus che mi informava che mio padre era scomparso. Aveva ottantacinque anni e, sebbene la sua scomparsa non fosse del tutto inaspettata, ci colse di sorpresa. Ritornai in Canada per il funerale e durante la mia assenza capitò che Ted Wong chiamasse a casa mia. Avendo saputo da mia moglie della morte di mio padre, Ted chiese quando sarei tornato, e poco dopo il mio ritorno a casa, richiamò. Sono sempre felice di parlare con Ted, che è una delle persone più gentili e sincere che abbia mai incontrato (Ho scoperto che questo è il caso con tutti gli uomini che appartengono alla ristretta cerchia di amici di Bruce. Uomini come Taki Kimura, Herb Jackson, Dan Inosanto, Daniel Lee e Ted sono tutti uomini diretti, integri, onesti e dal carattere notevole.) Quella notte, la voce di Ted aveva un tono più serio del solito. «John, mi dispiace per tuo padre» iniziò. «So che con un figlio in arrivo (il nostro terzo, Brandon) e tutte le altre cose che stai facendo, i tempi saranno probabilmente un po' difficili per te, dal punto di vista finanziario.» Convenni, aggiungendo che le cose erano «difficili sempre» e che, mentre apprezzavo il suo interessamento, non doveva preoccuparsi. «Bene, vorrei passare a casa tua» disse «se non ti dispiace.»

Ero ansioso di vedere Ted e, avendo appena lasciato l'atmosfera tetra del funerale di mio padre, mi avrebbe fatto piacere parlare con lui. Con mia sorpresa, tuttavia, Ted aveva uno scopo preciso per passare a trovarmi quella sera. Mi diede un assegno e insistette che lo prendessi. «Credo che Bruce avrebbe voluto che tu avessi quella macchina» disse, con serietà. «Ci sono stati dei periodi durante la mia amicizia con Bruce in cui era in una brutta situazione finanziaria e avrei voluto aiutarlo allora, ma non ero nella posizione per farlo» mi spiegò. «Adesso ho la possibilità di fare qualcosa per te, e per Bruce. Credo che vorrebbe che la macchina fosse ristrutturata e protetta. E non preoccuparti di ridarmi i soldi. Voglio farlo. Sono solo felice di vedere la Marcy di Bruce tornare a casa.»

Non sapevo cosa dire. E non lo so ancora. Non ero mai stato oggetto quel tipo di gentilezza o generosità prima di allora. Ho imparato molte cose su Ted Wong, quella notte – e sul valore degli amici di Bruce Lee. Accettai la sua offerta perché volevo quella macchina più di ogni altra cosa al mondo – ma anche per il rispetto che nutrivo nei suoi confronti; sapevo che era una cosa a cui Ted teneva molto.

Il ritorno della Circuit Trainer del Dragone

Alcune settimane dopo, la sera del 15 agosto 1995, la nave di linea Sea Breeze entrò nel porto di San Francisco con a bordo, oltre ad altre cose, un carico che aveva fatto la stessa traversata dell'oceano Pacifico ventitré anni prima. Dopo essere passata attraverso la dogana degli Stati Uniti, seppi che la mia «consegna» sarebbe arrivata a casa mia la sera del 13 settembre 1995. Chiamai subito Ted per dirglielo. Ted, a sua volta, chiamò Herb Jackson (questi erano gli stessi due uomini che erano stati a Hong Kong con Bruce Lee quando la macchina aveva attraversato l'oceano per la prima volta).

Alle 22 del 13 settembre eravamo nel vialetto d'ingresso di casa mia ad aspettarne il ritorno. Quando arrivò l'enorme camion per il trasporto e aprì il suo portellone, tutti ci mettemmo ad aiutare per scaricare la macchina. Eravamo sopraffatti dalla meraviglia: Che aspetto avrebbe avuto? Sarebbe stata ancora funzionante? Quanta ruggine avrebbe avuto? Herb e Ted iniziarono a prendere a colpi la grande cassa di pino e compensato. Herb – settantadue anni – lavorò più di noi quella notte, togliendo i chiodi dalla cassa e togliendo la plastica protettiva. Quando finalmente il coperchio fu sollevato, guardammo dentro e vedemmo le parti smontate che, insieme, erano state responsabili della costruzione del fisico più impressionante del ventesimo secolo. Sì, c'era parecchia ruggine e anche un po' di vernice che copriva le cromature originali della macchina. Tuttavia, non ci potevano essere dubbi sul fatto che fosse lei. Controllai le parti che ero in grado di riconoscere con delle rapide inquadrature del video *Bruce Lee: The Man / The Legend* e in uno speciale della televisione giapponese che ritraeva questa stessa macchina (allora in prestito al La Salle College) per commemorare l'uscita dell'ultimo film di Lee, *The Game of Death* nel 1978.

C'erano le maniglie della carrucola che Bob Wall una volta mi aveva detto che Bruce aveva usato con tanto fervore durante la lavorazione del film *I tre dell'operazione Drago*; c'era la stazione staccabile solleva-ginocchio, una parte della quale era visibile in *Bruce Lee: The Man / The Legend*; e c'era l'unità per i dorsali che Bruce aveva usato nello sviluppo dei suoi incredibili muscoli gran dorsali, risultanti in una forma a V mai eguagliata. Soprattutto, l'unità per i dorsali aveva un adesivo che diceva «Marcy Circuit Trainer, Model CT-9-M» e il numero seriale «2175», confermando che questa era la stessa macchina appartenuta a Bruce Lee. La Marcy Circuit Trainer, la «macchina per i muscoli» di Bruce Lee era finalmente – dopo un'assenza di 23 anni – a casa.

POSTFAZIONE

Con l'aiuto di Ted Wong e Herb Jackson ho completamente rimontato la macchina di Bruce. Per via delle devastazioni del tempo mancano la panca piana originale e circa 70 chilogrammi di pesi dalla stazione della *shoulder press*. A parte questo (e la ruggine!) la macchina è in ottima forma. Herb e io stiamo lavorando per togliere la ruggine, scrostare la vernice (che non c'era quando Bruce la usava), lucidare le cromature e oliare le carrucole. A volte guardo la Marcy Circuit Trainer e mi chiedo come dovesse apparire a casa di Bruce a Kowloon Tong, quando tornava a casa stravolto dopo una giornata di duro lavoro ai Golden Harvest Studios. Me lo immagino incapace di passare di fianco alla sbarra dei dorsali senza afferrarla, sedersi e spararsi una dozzina o giù di lì di ripetizioni – se non altro per sfogare lo stress della giornata.

Una volta che è stata finalmente rimontata, pensai che Ted Wong dovesse avere l'onore di essere il primo a lavorarci su. Da quel momento l'ho usata anche io e ho fatto alcuni dei migliori allenamenti della mia vita. La mia più sincera speranza è che un giorno, quando un ammirato professore di ginnastica chiederà ai miei figli come mai loro sono in così buona salute, potranno rispondergli: «Perché mi alleno tutti i giorni sulla Circuit Trainer di Bruce Lee!».

RINGRAZIAMENTI

Nello scrivere questo libro, sono stato abbastanza fortunato da poter discutere dell'approccio al fitness di Bruce Lee con molte persone che hanno lavorato a stretto contatto con lui durante la sua vita. Inoltre, Linda Lee Cadwell mi ha fornito accesso all'ampia biblioteca di Lee sulla cultura fisica, sviluppo e nutrizione, così come ai materiali manoscritti dei Bruce Lee Archives. Prestando speciale attenzione alle note a margine e ai passaggi che aveva sottolineato ed evidenziato, sono stato in grado di poter avere una maggiore comprensione delle sue convinzioni, della sua filosofia e del suo approccio alla salute totale e al fitness.

INDICE